기통의 신비

기통의 신비

풍산 김영진 지음

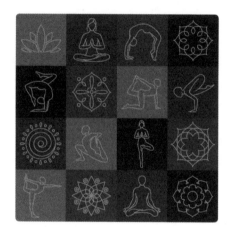

가림출판사

우리 몸이 각종 질병으로부터 스스로 치유할 수 있는 신비스러운 조화의 능력을 자가 면역 시스템이라고 합니다.

코로나19 시대에 자가 면역 시스템이 잘 가동되어야 질병으로부터 해방되고 스스로 치유 능력을 키울 수 있습니다.

일찍이 기氣 수련을 통해서 기를 다스리고, 몸의 치유를 해결하는 방법을 수련하신 풍산 선생님의 《기통의 신비》에는 자가 면역 시스템을 증진시키는 방법뿐만 아니라 건강에 대한 깊이 있는 지식과 수련할 수 있는 방법을 제시하고 있습니다.

몸이 아픈 사람들이 집에 수맥이 흐르는 것은 모른 채, 오로지 병원만 찾아다닌다면 병의 근본 원인을 해결할 수가 없습니다.

이 책은 우리가 잘 모르는 수맥 파장을 해결하는 비법을 세상에 알려서 이유 없이 병으로부터 고통받는 이들을 치유의 길로 안내해 줄 것이라 생각합니다.

또한 몸은 마음을 담는 그릇입니다. 마음은 몸이라는 그릇이 없다면 존재할 수가 없습니다.

음양오행의 장부론을 통해서 깨끗한 몸을 만들 수 있는 상생과 상극의 이론을 면밀히 파헤친 이론을 접할 수 있는 건강 지침서인 이 책을 통해서 기氣의 세계를 속 시원하게 증명하고, 앞으로 치유와 명상의 뿌리를 찾게 해줄 방향등이 될 것이라고 생각합니다.

이 책이 모든 사람들의 건강 의학서가 되리라 믿으면서 마음心, 기氣, 몸身을 다스리는 《기통의 신비》 출간을 진심으로 축하드립니다.

협동조합 면역 발전소 이사장
중의 침구사 호당 **김 홍 기**

나는 평생 검도를 한 무도인입니다.

무도인이면서 수행하는 것을 좋아하여 1980년 중후반부터 수행 공부를 시작하여 중국에서 특별히 기공 선생을 불러서 공부하였습니다. 그러다가 지인의 소개로 풍산 선생까지 만나 수행에 대하여 충분히 설명을 들은 후 홍지인 힐링을 받고 기통 심공 수행을 전수하게 되었는데, 지난 25년 동안 되지 않던 자발동공이 10여분 만에 되는 신비로운 체험을 하게 되었습니다.

독맥을 뚫고 수승화강이 되게 하는 이런 강력한 방법이 있는 것을 짧은 시간에 체험하게 됨으로써 수행에 대해 새로운 세계를 알게 되었습니다.

이에 풍산 선생께서 집필한 《기통의 신비》가 건강과 힐링 그리고 명상을 하고자 하는 사람들이 공부하는데 있어서 큰 도움이 될 것이라고 확신합니다. 올바른 기공 공부를 통해 기통을 하여 수승화강이 되고자 하는 분들이라면, 기공 보감인 《기통의 신비》를 읽어 보고 실천하기를 강력히 추천합니다.

일검 **김 권 주**

　기氣를 통해 치유 능력을 터득하기 위한 수련을 하는 것은 운동을 배우는 것과 같다고 생각합니다. 운동은 어느 종목이든 누구나 쉽게 배울 수 있으며, 한 번 배우면 평생 동안 언제든지 자유롭게 할 수 있습니다.

　일반적으로 많은 사람들이 기氣는 대단히 어려운 것이며, 실제로 존재하는지에 대해 많은 의문을 가지고 있습니다. 그러나 기氣는 우리의 삶에 밀착되어 존재하고 있으며 한 번 능력을 각성시키면 평생 동안 활용할 수 있는 운동과 같습니다.

　그러므로 독자 여러분이 초고령화 시대를 살아가고 있는 현재 건강하게 장수하고, 질병으로 고통 받고 있는 사람들을 위해 무언가 도움을 주기를 원한다면, 《기통의 신비》를 정독하여 기뿐만 아니라 명상 수련, 수맥의 흐름, 음양오행에 대해 제대로 이해하고 숙지하여 스스로 아픈 자기 몸을 자가 치유할 수 있게 되는데 길라잡이 역할을 해줄 것이라 생각합니다.

　더군다나 장기적인 코로나19 시대로 인해 몸과 마음이 지친 현대인들에게 마음의 평안과 건강도 아울러 선사하리라 생각하여 《기통의 신비》를 일독하기를 강력히 추천합니다.

국가미래발전정책연구원 레저문화연구소장
이학박사 이 택 상

기통의 신비를 찾아서

필자는 1987년 《환단고기》를 읽으면서 단전에서 뜨거운 기운이 몸통 한가운데로 올라오는 현상을 두 번 경험한 적이 있습니다. 당시에는 수행에 관한 지식이 거의 전무했기 때문에 이것이 무엇인지 잘 알지 못했습니다. 그러나 나중에 수행에 관한 책을 보면서 호흡법과 자세, 수행의 단계별 현상 등을 알게 되었고, 그것이 충맥衝脈이 열린 과정이었음을 깨우치게 되었습니다.

그 무렵 아침에 출근하기 전에 한 시간 정도 단전호흡을 했는데, 며칠이 지나고부터 수행하던 방에서 지속적으로 은은한 향기가 났습니다. 처음에는 착각이려니 생각했지만, 당시 화장품을 사용한 적이 없고 수련방에 인위적인 향기를 낼 만한 물건도 없었기에 신기한 일이라고 생각했습니다.

그렇게 혼자서 수행을 하던 중 1988년 봄에 스승님을 만나게 되었고 그분의 가르침과 기운을 받아서 1994년 가을 기통氣通의 경계에 들어서는 행운아가 되었습니다.

기통을 하니 여러 가지 능력들이 생겨났습니다. 그리고 그 능력은 수행을 거듭하면서 더욱 발전했습니다. 사람을 보면 장부 어디에 이상이 있고 어디에 기혈이 막혀 있는지 그리고 그 원인이 무엇이고 그것이 어떻게 진행되었는지 알게 되었습니다. 또한 그것을 정상으로 되돌리기 위해서는 어느 혈자리를 어떻게 뚫어야 하는지도 구체적으로 알 수 있었습니다. 나아가 그 능력을 수맥에 응용하여 수맥이 흐르는 방향과 크기 등을 알게 되었고, 그 문제를 해결하는 방법들도 찾아냈습니다.

마음心의 오묘한 이치를 어찌 말로 이루 다 설명할 수 있으며, 기氣의 신묘한 변화무쌍함을 어찌 글로 다 표현할 수 있을까요? 천지의 기운을 받아 만들어진 신비로운 형체인 인간의 몸身을 어찌 말과 글로 다 설명하고 표현할 수 있을까요?

마음心과 기氣의 실체를 밝히는 것은 인류의 큰 과제였습니다. 인류 역사의 흐름에 맞추어 성인들께서 오시어 진리로써 문명의 기틀을 세우셨는데, 그 뿌리는 바로 5500여 년 전의 태호복희씨입니다. 이 책에서는 마음心으로 기氣를 운영하여 몸身에 이로움을 주고자 하였던 태호복희씨의 높은 뜻을 상세히 밝히고, 그에 따라 몸과 마음을 닦는 수련을 통해 인간 본연에 숨겨져 있던 무한한 가능성을 찾을 수 있는 방법을 명쾌하게 제시하고자 합니다.

기氣는 분명히 존재합니다. 이는 결코 뜬구름 잡는 상상이나 공상이 아니고, 인간의 삶에 직접적이고 분명하게 작용하는 것입니다. 사실 인간의 몸身은 기氣의 덩어리라고 할 수 있습니다. 그러므로 기氣를 느끼고 더 나아가 기를 운영하는 것은 몸身을 가진 인간이라면 누구나 마음心만 먹으면 할 수 있습니다. 현대과학에서는 이 기를 '양자'라고 합니다.

그러나 현실을 보면 모두가 똑같이 기氣를 다룰 수 있는 것은 아닙니다. 걷고 뛰는 능력도 개인에 따라서 차이가 있는데, 하물며 눈에 보이지 않는 기氣를 느끼고 다루는 능력은 말할 것도 없겠지요. 사람마다 타고난 소질과 능력에 차이는 있지만, 어떤 것이든 관심을 기울이고 노력하면 지금의 수준보다 더 발전할 수 있습니다. 아기가 태어나서 걷고 뛰기까지 엄청난 시간과 노력이 들듯이 기氣를 느끼고 다루는데도 엄청난 노력이 필요합니다. 잘 느끼지 못하는 분이라면 그만큼 더 노력해야 합니다.

기氣를 잘 느끼든 못 느끼든 건강이란 우리 몸의 기氣의 흐름과 순환이 원활한 상태입니다. 우리의 몸은 각종 질병으로부터 스스로를 치유할 수 있는 신비스러운 조화의 능력을 가지고 있습니다. 우리는 이것을 '자기 치유력' '자연 치유력' 또는 '자가 면역 시스템'이라고 부르는데 이는 다름 아닌 기氣의 작용입니다. 그러나 영양, 섭생, 환경, 스트레스, 생활 습관 등의 문제로 우리 몸에 3독三毒(열독·냉독·습독)이 쌓이면서 기혈이 막혀 우리는 서서히 그 조화의 능력을 상실해 가고 있습니다.

우리 몸이 건강하기 위해선 필수적으로 이 '자가 면역 시스템'이 회복되어야만 합니다. 즉, 인체의 신비로운 조화 능력을 되살림으로써 건강한 몸과 정신의 소유자가 되어야 행복한 삶을 영위할 수 있습니다. 그럼 어떻게 해야 '자가 면역 시스템'을 회복할 수 있는지에 대하여 알아보겠습니다.

우선 체내에 있는 3독三毒(열독·냉독·습독)을 체외로 배출시켜야만 합니다. 표층을 이루는 피부, 살, 근육뿐만 아니라 몸속 깊은 곳의 모든 기관, 혈맥, 오장육부, 나아가 인체에서 가장 깊은 뼛속, 골수에 있는 것까지 남김없이 배출시켜야 합니다. 이렇게 되면 기혈 소통이 원활해지는 것은 물론이고 당연히 '자가 면역 시스템'도 곧 회복이 될 것입니다.

지난 역사 속에서 수없이 많은 치유법이 '자가 면역 시스템'의 회복을 꾀하였으나 정확히 그 답을 찾지 못하였습니다. 그 이유는 바로 인체에서 가장 깊은 곳인 뼛속, 골수에 있는 3독三毒(열독·냉독·습독)을 체외로 배출할 수 있는 방법을 발견하지 못했기 때문입니다. 피부와 오장육부의 독을 빼내는 것만으로도 어느 정도 병이 나을 수는 있지만, 뼛속, 골수의 3독을 빼내지 못하면 근본적인 치유가 되지 않아 결국은 병이 재발하거나 다른 병이 생길 수밖에 없습니다.

하지만 이제 본서에서 5500여 년 전 태호복희씨의 생명의 가르침을 다시 밝힘으로써 홍지인紅紙人 싱크로케어와 심공心끄 명상수련을 통하여 뼛속, 골수에 박혀 있는 3독三毒(열독·냉독·습독)까지 배출시키는 방법을 찾아냈습니다.

본서에서는 홍지인紅紙人 싱크로케어의 역사적 유래와 이론적 배경, 그리고 그동안의 치유 사례들뿐만 아니라 심공心끄 명상수련을 통하여 완벽하게 독임양맥督任兩脈을 소통시켜 수승화강水昇火降을 이룰 수 있는 비결들을 담았습니다.

홍지인 싱크로케어는 현대의 양자 물리학과 서로 통하고 있습니다. 양자 물리학에서 말하고 있는 양자는 보이면 입자이고, 보이지 않으면 파동이라고 합니다. 이 세상의 모든 것들은 보이던 보이지 않던 상관없이 양자로 이루어졌다고 말할 수가 있습니다.

홍지인 싱크로케어는 바로 이 양자를 활용하여 A(사람)와 B(매개체)를 연결하여 정보를 서로 주고받아 체내에 있는 독소를 배출·제거하는 쌍방향 양자 치유법이라고 할 수 있습니다.

좀 더 자세한 것은 본문에서 밝히겠습니다.

정기신精氣神에 대하여 음양오행인 목화토금수, 간장·심장·비장·폐장·신장으로 자세히 설명하였고, 12경락의 본질인 12경락의 이름이 정해진 법칙과 활성화되는 시간의 법칙, 그리고 경혈의 흐름이 전체적으로 하나의 선으로 이어져 있어 순환 반복하고 있는 것을 세상에 처음으로 밝혔습니다.

앞으로 인류의 수명은 120세라고 합니다. 그러나 120세를 '유병장수有病長壽 시대'라고도 합니다. 병은 있으면서 오래 산다는 말이지요. 하지만 병든 몸으로 오래 사는 것은 축복이 아니라 고역입니다. 건강해야 행복도 누릴 수 있습니다. 본 기통 명상원에서는 뼛속과 골수에 있는 3독三毒 (열독·냉독·습독)까지 체외로 배출시키고 수승화강까지 완벽하게 이루어 '자가 면역 시스템'을 회복하게 도움으로써 전 인류의 '무병장수無病長壽 시대'를 열고자 합니다.

독자 여러분들은 이 책에서 밝혔듯이 홍지인 싱크로케어와 심공 수행을 병행한다면 앞으로 몸과 마음이 한 단계 발전한 신인류로 거듭 태어나는 것을 경험할 수 있을 것입니다.

CONTENTS

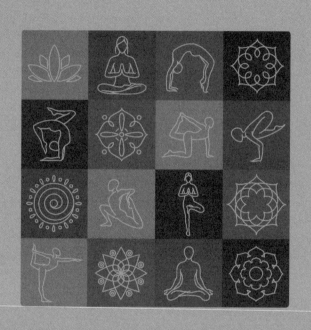

제1장

생명의 원리

01 기와 육감

🌀 기氣의 실재實在

사람은 누구나 호흡을 하여 하늘의 기운, 즉 천기天氣를 받아들이고 음식을 통해 땅의 기운, 즉 지기地氣를 받아들입니다. 과학의 개념인 산소와 영양소만으로 생명을 유지하는 것이 아니라 그 이면에는 생명의 근원이 되는 천지의 기운이 있습니다.

하지만 많은 사람들이 천기, 지기와 같은 기氣의 존재를 모른 채 살아가고 있습니다. 이는 기氣의 실체와 작용에 관해 제대로 알고 이야기하는 사람이 거의 없기 때문입니다. 그리고 서양과학에 중점을 둔 교육 및 사고로 인해 기氣를 '동양의 실체가 모호한 철학 또는 사상'쯤으로 치부하며 '실제로 존재하지 않는 것'이라고 생각하기 때문입니다. 과학으로 기의 실체를 명확히 검증하지 못한 것도 하나의 이유가 될 것입니다.

이런 외부적 요인들도 있지만 사람들이 기氣의 실재實在에 의문을 갖는 가장 결정적인 이유는 본인 스스로가 기氣를 느껴 보지 못했기 때문입니다. 그러니 도道를 닦는 사람이나 기氣를 수련하는 사람이 '기氣가 실제로 존재한다' 고 주장해도, 대부분의 사람들은 그것이 눈에 보이지 않거나 잘 느끼지 못하므로 부정하거나 아니면 특별한 사람들의 전유물로만 여길 뿐입니다.

🔅 육감六感 – 안이비설신의眼耳鼻舌身意

기氣의 실체를 파악하려면 반드시 기氣에 대한 감각, 즉 기감氣感이 있어야 합니다. 기감이 없는 채로 기氣를 느끼려고 해 봐야 이는 한 치 앞도 보이지 않는 안개 속을 걷는 것과 같습니다. 짙은 안개 속에서는 바로 앞의 큰 바위도 볼 수 없듯이 기감이 없으면 천지에 가득 들어차 있는 기氣를 느낄 수 없습니다. 기감氣感의 정도는 사람에 따라 천차만별이지만 훈련을 통해 누구나 개발할 수 있습니다. 그리고 본인이 알아채거나 의식하지 못할 뿐 사실 누구나 기감氣感을 가지고 있습니다.

인간은 안이비설신의眼耳鼻舌身意 즉 눈, 귀, 코, 혀, 몸, 의식이라는 여섯 가지 감각기관을 통해 자신과 외부를 파악합니다. 육감의 작용이 바로 시각, 청각, 후각, 미각, 촉각, 지각(사고 작용)입니다. 시청후미촉의 오감五感이 구체적 감각기관을 통한 것이라면, 제육감第六感인 지각은 오감을 통합하여 파악하거나 오감을 넘어서서 사물의 본질을 직감적으로 포착하는 총체적, 초월적 감각입니다. 오감五感은 체내의 오장육부五臟六腑와도 일대일로 대응되어 있습니다.

기氣라고 하면 너무 막연하게 생각하는데, 실제로 우리가 무엇을 보고, 듣고, 냄새 맡고, 맛보고, 감촉하고, 지각하는 이 모든 감각 작용이 기氣의 작용입니다. 눈의 기가 막히면 볼 수 없고, 귀의 기가 막히면 들을 수 없고, 코의 기가 막히면 냄새를 맡을 수 없고, 혀의 기가 막히면 맛을 볼 수 없고, 몸의 기가 막히면 감촉할 수 없습니다. 게다가 의식의 기가 막히면 생각, 기억, 판단 등의 사고를 할 수 없습니다.

☯ 음양오행과 상생상극相生相克

동양에서는 천지만물의 변화와 작용을 음양陰陽과 오행五行의 원리로 설명합니다.

음양陰陽은 쉽게 말해 하늘과 땅, 높고 낮음, 해와 달, 양지와 그늘, 따뜻함과 차가움, 남자와 여자처럼 세상의 모든 것이 반대되는 성질의 짝으로 이루어져 있다는 것입니다. 이 둘은 어느 하나만 따로 존재할 수 없으며, 음이 있으면 양이 있고 양이 있으면 반드시 음이 있기 마련입니다. 결국 음과 양은 서로 대립하면서 서로를 보완합니다.

오행五行이란 음양이 분화되는 성질이 현실에 펼쳐질 때의 다섯 가지 원소 또는 기운입니다. 구체적으로 목木, 화火, 토土, 금金, 수水인데, 이는 음양이 분화한 것이 오행이기에 이를 합쳐서 '음양오행'이라고 합니다.

　오행은 서로 도와주거나 억제하는 관계가 있습니다. 도와주는 것을 생生한다 하고, 억제하는 것을 극克=剋한다고 표현합니다. 예를 들면 목木은 화火를 생하고, 토土를 극합니다. 어느 오행이든 기운을 주기만 하는 것이 아니라 동시에 받기도 하는데, 목木은 수水의 생함을 받으며, 금金의 극함을 받습니다. 어느 하나의 오행을 놓고 보면 자기가 도와주는 것, 자기를 도와주는 것, 자기가 억제하는 것, 자기를 억제하는 것이 있습니다. 즉 모든 오행은 상생상극의 질서 속에서 서로 영향을 주고받습니다.

　오행 전체의 상생相生 관계를 살펴보면 다음과 같이 이어집니다.

　목木은 화火를 생하고[목생화木生火]
　화火는 토土를 생하고[화생토火生土]
　토土는 금金을 생하고[토생금土生金]
　금金은 수水를 생하고[금생수金生水]
　수水는 목木을 생하고[수생목水生木]
　목木은 다시 화火를 생한다[목생화木生火]

　어느 하나의 오행은 다른 하나의 오행을 생하지만 결국에는 오행이 꼬리에 꼬리를 물며 서로 도와주는 관계를 이루기에 이를 상생相生이라 합니다.

오행 전체의 상극相克 관계를 살펴보면 다음과 같이 이어집니다.

목木은 토土를 극하고[목극토木克土]

토土는 수水를 극하고[토극수土克水]

수水는 화火를 극하고[수극화水克火]

화火는 금金을 극하고[화극금火克金]

금金은 목木을 극하고[금극목金克木]

목木은 다시 토土를 극한다[목극토木克土]

어느 하나의 오행은 다른 하나의 오행을 극하지만 결국에는 오행이 꼬리에 꼬리를 물며 서로 억제하는 관계를 이루기에 이를 상극相克이라 합니다.

표현만 놓고 보면 상생相生은 좋은 것이고 상극相克은 나쁜 거라고 생각하기 쉽지만 꼭 그렇지는 않습니다. 상생이 액셀레이터라면 상극은 브레이크입니다. 가속과 제동이 모두 좋아야 안전운행을 할 수 있듯이 오행의 상생상극이 적절한 균형과 조화를 이루어야 시스템(생명)이 안정적으로 오래갈 수 있습니다.

궁상각치우宮商角徵羽, 도레미파솔라시도가 이루 헤아릴 수 없이 다양한 음악을 만들어내듯이, 자연의 천변만화와 인체의 생명활동은 모두 음양오행 상생상극의 변주입니다. 우리는 아름답고 조화로운 음악을 들으면 왠지 모르게 기분이 좋아지고, 조화가 깨진 소리를 들으면 자기도 모르게 얼굴을 찡그리게 됩니다. 생명도 마찬가지입니다. 오행이 조화를 이루면 건강하고, 부조화를 이루면 건강을 잃게 되는 것입니다.

🔆 육감六感의 오행五行 배속

인간의 육감六感을 음양오행론에 대입하여 살펴보겠습니다.

육감 중에서 시각은 오행의 목木에 해당합니다.

우리는 눈을 통해 만물을 봅니다. 하지만 그것은 빨주노초파남보 가시광선을 통해 겉모습을 보는 것입니다. 기통氣通이 완전히 열리면 속모습을 볼뿐만 아니라 천리 밖도 볼 수 있습니다. 어떤 경우엔 같은 공간 다른 차원에 존재하는 것도 볼 수 있습니다. 도가에서는 모든 것을 막힘없이 훤히 꿰뚫어 볼 수 있는 능력을 천리안千里眼이라고 불렀습니다. 볼 수 있는 차원 또는 층차層差가 매우 다양하여 개개인의 차이가 심하지만, 수행을 해나가다 보면 처음에는 기운氣運을 알게 되고 차츰 그 기운의 근원根源까지도 알게 되어 진리에 한 발짝 다가설 수 있을 것입니다.

촉각은 오행 중에서 화火에 해당합니다.

우리는 전신의 살갗을 통해 만물을 감촉합니다. 표면의 거칠고 부드러움, 딱딱하고 말랑말랑함, 차갑고 따뜻함 등을 느낄 수 있습니다. 그런데 접촉하지 않은 상태에서도 기운을 느낄 수 있습니다. 손에 정신을 집중하고 다시 느껴 보면 손 주위로 둥그렇게 솜뭉치처럼 뭉쳐지는 느낌이 감지될 것입니다. 이것을 치유를 위한 쪽으로 개발하면 다른 사람의 아픈 부위가 동기화되어서 본인의 신체에서도 그것을 느낄 수 있게 됩니다. 백회(정수리)로 청량한 기운이 바람처럼 일렁이거나 들어오는 것을 느끼기도 하고, 병기病氣가 이동할 때는 따끔거리거나 가렵거나 찌릿하게 통증을 수반하기도 합니다. 반대로 막혀 있던 기혈이 풀어질 때 그 부위가 따끔거리거나 가렵고 찌릿찌릿하고 차갑게 느껴지기도 합니다. 이는 모두 기감氣感이 발달하여 생길 수 있는 반응들입니다. 전신의 세포로 받아들이는 감각이기에 사람에 따른 차이도 있고, 또 사람마다 가지고 있는 독소가 서로 다르기에 이것이 들어오고 나갈 때 각자의 느낌 또한 당연히 다릅니다.

토土에 해당하는 감각은 미각입니다.
우리는 혀를 통해 신맛, 쓴맛, 단맛, 매운맛, 짠맛의 오미五味와 이것들이 잘 어우러진 감칠맛을 느낄 수 있습니다. 수행을 통해 기감이 발달하면 음식의 맛을 더욱 예민하고 세밀하게 감지할 수 있으며, 자신의 신체 상태에 따라서 그때그때 필요한 영양소와 기운을 가진 음식들에 자연스럽게 입맛이 당기게 되어 현재의 몸 상태에 꼭 맞는 음식을 섭취할 수 있습니다. 다음에 설명할 후각과도 연관된 얘긴데, 어떤 사람들은 자신의 몸이 필요로 하는 음식의 냄새가 코앞에서 풍기는 것을 경험하기도 합니다.

후각은 오행 중에서 금金에 배속됩니다.

우리는 코를 통해 꽃향기, 풀냄새, 흙냄새, 밥 냄새, 젖내, 땀내, 쉰내, 탄내, 비린내, 썩은 내 등 다양한 냄새를 맡습니다. 기감이 열리면 다른 감각들과 마찬가지로 후각 또한 예민해집니다. 단순히 냄새를 잘 맡고 판별하는 걸 넘어서 냄새를 통해 매우 다양한 정보를 얻을 수도 있습니다. 서점에서 아무 책이나 골라 냄새를 맡아보면 내용의 진실성이나 유용도에 따라 향기가 나는 책이 있고 반대로 안 좋은 냄새가 나는 책도 있습니다. 책의 기운이 후각으로도 판별되는 것입니다.

청각은 오행으로는 수水에 해당됩니다.

우리는 귀를 통해 소리를 듣고 그 소리의 크기, 높낮이, 방향, 원근, 음색, 발생원, 감정 상태까지 짐작하고 감지할 수 있습니다. 소리는 파동을 통해 전해지며 그 주파수에 따라 우리의 귀로 들을 수 있는 소리가 있고 들을 수 없는 소리도 있습니다. 인간의 가청 주파수는 보통 20~20,000헤르츠(Hz)입니다. 그런데 청각의 기통氣通 반응들은 더욱더 흥미롭습니다. 기감이 고도로 발달하면 보통 사람들은 들을 수 없는 주파수대의 소리도 들을 수 있을 뿐만 아니라, 현실 세계와 겹쳐 있지만 문턱 너머의 다른 차원에 존재하는 세계의 소리를 들을 수도 있습니다. 반대로 수기水氣가 허하거나 막혀 있으면 소리를 잘 듣지 못하거나 실재하지 않는 소리인 이명耳鳴으로 고생하기도 합니다.

좀 더 깊은 차원의 얘기인데, 어떤 주제에 몰두해 한참을 골똘히 생각하며 해답을 구하다 보면 마치 누가 귀에 대고 알려주는 것처럼 불현듯 해결의 실마리가 떠오르는 경우가 있습니다. 이런 경우 '알음귀'가 열렸다고 표현합니다. 이것은 신인합일神人合一의 일례로 신神이 인간에게 필요한 정보를 열어 주는 경우입니다.

🏵 육감六感의 기통氣通

머리가 좋은 사람을 '총명聰明하다'라고 하는데, 총聰은 '귀 밝을 총' 자이며 명明은 '눈 밝을 명' 자를 씁니다. 총聰은 귀로 들어야 할 것을 들을 줄 아는 것이고, 명明은 눈으로 보아야 할 것을 볼 줄 아는 것입니다. 즉, 겉으로 드러나 있는 물리적 정보만이 아니라, 있는 그대로의 실상實相을 총체적으로 볼 줄 알고 들을 줄 아는 사람이 총명하다고 할 수 있습니다.

오행五行 중에서 어느 것이 더 우월하다고 할 수 없듯이 오감五感 중에서 어떤 감각이 다른 감각보다 더 중요하거나 우월하다고 할 수는 없습니다. 목木, 화火, 토土, 금金, 수水가 서로 생生. 도와줌과 극克. 억제함의 영향을 주고받듯이 다섯 감각도 서로 긴밀히 연관되어 내

외부의 정보를 파악하고 분석합니다. 오행五行이 고루 갖추어져야 원만하듯이, 오감五感이 고루 발달해야 정확한 정보를 얻을 수 있습니다.

그런데 선천적으로든 수행을 통해서든 보통은 오감五感 중에서 어느 하나의 감각이 먼저 발달합니다. 그러나 하나의 감각만 발달하게 되면 편중되기 쉬워 실상을 아는데 한계가 있습니다.

예를 들어, 시각의 열림 없이 촉각만 열려서 타인의 아픈 부위가 본인에게 느껴진다면, 이 아픔이 어떤 원인에 의해 발생하였는지를 모릅니다. 게다가 여러 사람들과 함께 있을 때라면 그중 누구에게서 아픈 느낌이 생겨난 것인지, 즉 애초에 누가 아파서 본인이 그 아픔을 느끼게 되었는지 모를 것입니다.

또한 자기 몸의 탁기濁氣가 이동할 때 탁기에 의한 통증만 느껴지고 기氣의 방향성이 보이지 않는다면 정확한 판단을 할 수가 없습니다. 시각이 열리지 않아 기氣의 흐름을 읽지 못한다면, 설령 병이 낫느라 탁기가 체외로 빠져나가는 중이라 해도 그저 아프다고만 느낄 것입니다. 자기 몸의 병도 제대로 읽지 못하는데 다른 사람의 병을 진단하고 치유할 수 있을까요? 그러니 일부의 감각만 열렸다면 한마디로 기氣의 영역에선 미완성일 수밖에 없습니다.

처음에 어떤 감각이 먼저 발달하든 그 하나의 감각만이 아니라 오감五感, 더 나아가 육감六感까지 두루 발달시켜 기통氣通을 하는 것이 매우 중요합니다. 이것이 본 기통 명상원 수행의 첫 번째 목표입니다. 기통氣通은 소우주小宇宙인 몸이 우주만물과 연결되어 기氣

의 높은 세계로 들어가기 위한 관문입니다. 일단 기통氣通이 되어야 심통心通, 신통神通, 의통醫通, 이통理通, 도통道通의 단계로도 나아갈 수 있습니다.

의식적인 감각이 육체에서 비롯되고, 이 물질적 감각이 무의식을 의지처로 삼아 서로 영향을 주고받습니다. 따라서 기통氣通을 하려면 뇌의 각 영역과 일대일로 연결된 오감五感 그리고 오장육부五臟六腑의 생명을 깨워야 합니다. 다시 말해서, 각각의 에너지가 밀고 끌어당기고 반발하는 힘을 조절하여 오장육부와 뇌의 무한한 잠재력을 끌어내기 위해서는 수행을 통해 몸을 닦아야 합니다.

몸을 닦는다는 것은 곧 기氣와 혈血의 작용을 맑고 원활하고 왕성하게 하는 것이며, 궁극적으로는 이로써 정신적인 능력의 경지를 높이는 것입니다. 이것이 본래 수행의 목적입니다.

02 기혈

🌸 기혈氣血이란?

기혈氣血은 한의학 용어로서 원기元氣와 혈액血液을 한꺼번에 일컫는 말입니다. 즉, 우리 몸의 오장육부에 생명의 에너지를 공급하는 에너지원을 지칭합니다. 기氣는 무형의 에너지이고 혈血은 유형의 물질입니다. 무형의 에너지인 기가 유형의 물질인 혈을 운행하는 것입니다. 따라서 기氣가 막히게 되면 혈血의 흐름에 막대한 영향을 끼치게 됩니다. 우리가 일상생활 속에서 흔히 쓰는 '기가 막힐 뻔했다' '기가 막혀서'와 같은 말은 '매우 위중한 경우'를 뜻합니다.

그러므로 건강한 몸과 정신의 소유자가 되기 위해서는 이 기혈의 흐름이 원활해야 합니다.

기氣는 경락經絡을 따라 운행하는데, 경락이란 사람의 몸에 눈으로 보이지 않는 선이 깔려 있다고 보면 됩니다. 전기가 전선을 따라 흐를 때 자기장이 유도되어 철을 이끄는 힘이 생기듯이, 기氣가 경락經絡을 따라 흐를 때 혈액을 유도하는 힘이 작용하게 되는 것입니다.

우주의 삼라만상은 음양陰陽으로 존재합니다.

하늘과 땅, 해와 달, 남자와 여자가 서로 양陽과 음陰으로 나뉘며 위上가 없다면 아래下도 없고 뜨거움이 없으면 차가움도 없습니다. 음과 양은 결코 따로따로 존재할 수 없고 서로가 서로의 존재에 기대어 존재합니다. 또한, 음과 양은 서로를 지탱하고 보완하면서 존재합니다. 양은 동적으로 분열하려 하고 음은 정적으로 통일하려는 성질이 상호 작용하며 서로 의존하는 태극太極의 원리로 이루어져 있습니다.

음	양
땅地	하늘天
아래下	위上
차가움寒	뜨거움熱
정적靜	동적動
달月	해口
여자女	남자男
안內	밖外
오른쪽右	왼쪽左

이러한 음양의 원리는 자연의 이치일 뿐만 아니라 사람한테도 그대로 적용됩니다. 사람의 생명 또한 자연의 일부이기 때문입니다. 인체의 생명이 유지되게 하는 기혈 작용을 음양의 관점에서 살펴보면 무형의 에너지인 기氣는 양陽이고, 유형의 물질인 혈血은 음陰입니다.

비유하면 기氣는 바람이고 혈血은 물이라 할 수 있습니다. 수면을 스치는 바람이 물결을 일으키듯이 기의 힘으로 혈액이 전신을 순환합니다. 최초에 혈액을 뿜어서 내보내는 역할은 심장이 하지만 이러한 운동이 지속적으로 유지되게 하는 근본적인 힘은 기의 작용입니다.

기氣가 혈血을 이끌기 때문에 기가 돌면 혈도 따라서 돌고 기가 멈추면 혈도 멈추게 됩니다. 그러므로 건강을 유지하고 병을 고치기 위해서는 기를 고르게 하고 기의 순환을 원활하게 하는 것이 최우선입니다. 양陽이 주도하고 음陰이 따르는 이치입니다. 이와 같이 무형의 에너지인 기氣와 유형의 물질인 혈血이 서로 음양 조화의 이치에 맞게 운행되는 바, 이를 합쳐 기혈氣血이라 부릅니다.

🏵 기혈氣血의 소통

'소통'이라고 할 때의 '통通'이란 어떤 의미일까요?

첫째. 모든 것을 통틀어서 하나로 묶는다. [총괄지의總括之義]

둘째. 막힌 것을 트고 맺힌 것을 푼다. [소해지의疏解之義]

셋째. 꿰뚫는다. [관천지의貫穿之義]

넷째. 마음으로 깊이 느껴서 깨닫는다. [감오지의感悟之義]

'통通'에는 이런 네 가지 뜻이 있습니다.

　그렇다면 동양의학에서 병을 치료하기 위해 제일 첫 번째로 하는 기혈氣血 소통이란 무엇일까요? 바로 경락을 따라 흐르는 기의 흐름을 방해하는 요소들을 없애서 기와 혈을 원활히 소통시켜 준다는 의미입니다.

　사람이 태어나서 엄마 젖을 먹으며 순수한 상태로 살다가 이빨이 나면서부터 음식을 섭취하며 신진대사 활동을 수십 년간 지속하다 보면, 마치 오래된 수도관에 찌꺼기가 끼듯이 인체에는 불순물이 쌓일 수밖에 없습니다. 또한, 스트레스나 탁기濁氣에 의해 정기精氣가 쇠하게 되면 이로 인해 혈액의 소통이 점차 둔화되어 체질에 따라 약한 부위부터 혈이 굳어지면서 순환에 문제가 생기게 됩니다. 그러면 그 부위에 반복적으로 탁기濁氣가 쌓이면서 기의 흐름이 방해되어 혈액 순환이 저해되는 악순환이 심화됩니다. 이렇게 기혈이 막힌 곳이 점점 늘어나 일정 임계점을 넘으면 통증과 증상이 나타나기 시작하고, 그런 연후에 사람들은 비로소 병病으로 인식하게 됩니다.

　하나의 장기를 놓고 본다면 혈맥血脈이 약간 막혀 있는 경우에는 장부의 기능이 조금 약해지긴 해도 비교적 정상적으로 제 역할을 할 것입니다. 하지만 일정 수준 이상으로 혈맥이 막혀 마침내 임계점에 도달하면 통증을 느끼게 되고 병의 증상들이 나타나기 시작합니다. 기혈의 흐름이 막힌 곳에 침을 자입刺入해 보면 대개 통증이 발생하고 검은 피가 나옵니다. 심지어 피가 잘 통할 것처럼 피부가 붉게 보이는 곳도 안쪽에는 기혈이 막혀 있어 침을 놓아 보면 검고 차가운 피가 나오는 경우가 종종 있습니다. 이렇게 막힌 경혈점이 몸 전체에 셀 수 없이 많습니다. 요컨대 기혈의 흐름이 원활하지 못한 것이 일정 기간 지속되면 결국 기혈이 꽉 막히게 되고, 그러면 혈액 순환이 되지 않아 질병이 생기는 것입니다.

기혈 운행의 통로인 경락經絡이란 단어의 한자를 보면 두 글자 모두 '실 사糸' 변으로 되어 있습니다. 이로 미루어 짐작할 수 있듯이 기가 흐르는 통로인 경락은 가는 실처럼 전신에 두루 뻗어 있습니다. 이 경락의 경로에서 막혀 있는 곳에 침을 놓아 기를 소통시키면 그 주위에 전부 혈액이 통하게 됩니다. 단, 실처럼 가는 이곳에 정확히 침을 놓아야 제대로 된 효과를 볼 수 있습니다. 0.1mm 오차로 인하여 하늘과 땅만큼의 차이가 날 수도 있습니다.

막힌 경혈점은 물리적으로 딱딱하게 굳어 있는 경우가 많은데, 기氣의 측면에서 보면 순환이 되지 않는 곳에는 열독熱毒*과 냉독冷毒*, 습독濕毒이 한데 뒤섞여 쌓여 있습니다. 따라서 이 굳은 곳을 소통시키다 보면 부위별로 병적으로 뜨거운 기운(열독), 차가운 기

---

*열독 : 사람의 정상 체온보다 1℃ 이상 높은 경우
*냉독 : 사람의 정상 체온보다 1℃ 이상 낮은 경우

운(냉독) 또는 축축하게 물(습독)이 나오는 것을 느낌으로도 알 수 있고, 눈으로 볼 수 있습니다.

열독이 배출될 때는 저릿저릿하거나 가렵거나 찌릿찌릿한 전기감 등의 반응이 나타나며, 냉독은 말 그대로 차갑게 느껴집니다. 열독과 냉독이 어느 정도 배출되면 다음엔 습독이 배출되는데, 이때는 움직이지 않아도 마치 땀이 나듯이 피부에 물기가 맺히거나 심하면 사우나 할 때처럼 물이 줄줄 흐르는 경우도 있습니다.

기혈의 흐름이 막힌 부위는 혈액의 공급이 부족하므로 당연히 면역력도 저하되어 세균과 바이러스의 제1 서식지가 됩니다. 기혈이 막히게 되면 근육에도 이상이 오는데 이때 근육이 단단하게 굳어지는 경우가 대부분입니다. 또 뼈를 잡아주는 근육이 굳어져 유연성이 떨어지므로 뼈가 틀어지게 됩니다. 예를 들어 손과 발의 류머티즘 관절염, 경추 디스크, 척추 디스크, 무릎 관절염 등은 해당 부위의 뼈를 잡고 있는 근육이 굳어져서 뼈가 틀어져 생기는 병입니다.

따라서 이런 경우 막힌 기혈을 소통시키면 굳어져 있던 근육이 부드럽게 풀려 정상이 되고, 그러면 틀어졌던 뼈도 제자리를 찾아 건강을 되찾게 됩니다. 이때 근육만이 아니라 뼈와 근육이 맞닿은 골막骨膜*까지 기혈을 소통시켜야 그 병들이 근원적으로 치유될 수

---

*골막 : 뼈의 표면을 싸고 있는 흰 빛깔의 결합 조직. 내외의 두 층으로 이루어져 있으며 뼈의 보호, 성장, 영양 공급, 재생 따위의 일을 한다.

있습니다.

이런 식으로 얼굴과 몸 전체의 기혈을 바루어 소통을 원활하게 하면 성형수술 없이도 균형 잡힌 미인이 될 수 있습니다. 보기 싫게 튀어나와 못생긴 얼굴뼈들이 제자리를 찾아가 이마, 눈두덩이, 광대뼈, 턱뼈가 정리되어 얼굴선이 예쁘게 살아날 뿐만 아니라 거북목, 척추나 골반의 기형 또는 변형, O다리, X다리, 하체비만 등도 눈에 띄게 개선될 수 있습니다. 뼈대가 바로잡히니 절로 골격미인이 되고, 기혈 순환이 원활하니 생기 넘치는 피부미인이 됩니다. 건강은 말할 필요도 없습니다.

현대인들은 잘못된 생활 습관, 먹거리와 환경의 오염 등으로 인하여 정도의 차이만 있을 뿐 온몸 곳곳에 기혈이 막혀 있는 경우가 많습니다. 그런데 70억 명의 인류가 각자 다른 몸을 가지고 있기에 똑같이 아픈 사람은 아무도 없습니다. 마찬가지로 누구나 똑같은 혈자리가 막혀 있지도 않습니다. 그러므로 개인별 맞춤형으로 막혀 있는 기혈을 확인하고 소통을 시켜 주어야 몸의 건강을 회복할 수 있고, 나아가 마음의 건강도 되찾을 수 있습니다.

🌸 전신全身 경혈론

동양의학에서는 침이나 뜸을 놓을 때 주로 경혈經穴에 놓습니다. 경혈이란 인체 내의 각각의 장부나 기관의 반응이 대응되어 나타나는 14경맥經脈에 속해 있는 혈穴을 이르는 말입니다. 예를 들어 간에 해당하는 경혈*에 자극을 주면 간이 반응하고, 간의 상태는 해당 경혈에 드러난다는 뜻입니다. 즉 경혈은 피부와 장부가 서로 통하는 부위로, 그곳을 통해 인체의 기가 출입하고 연결되어 활동하는 문호門戸라고 할 수 있습니다.

우리 몸에는 365개의 경혈이 존재하는데 각각의 경혈 부위가 이어져 전신에 기혈이 순환하는 통로를 경락經絡이라 합니다. 경혈이 경락상에서 기혈이 모이는 점이라면, 경락은 경혈점이 선으로 이어진 연결망인 셈입니다. 동양의 전통의학서인 《황제내경》*에는 경락이 피부, 근육, 오장육부, 뼛속은 말할 것도 없고 심지어는 손톱과 머리카락에까지 뻗어 있다고 서술되어 있습니다.

경혈과 경락은 눈에 보이지도 않을뿐더러 현재까지 개발된 어떤 과학적인 방법으로도 탐지할 수 없었습니다. 그리하여 동양의학을 연구하는 학자들 간에도 경락과 경혈의 존재 여부를 두고 의견이 분분하며, 서양의학에서는 경락을 그저 혈관이나 신경이라고 주장하기도 합니다.

그런데 서양의학적 방법론으로 경락의 실체를 밝힌 주목해야 할 연구가 있습니다. 1961년 북한의 김봉한 박사*는 '경락의 실태

---

*경혈(經穴, meridian point) : 인체의 경락 순행 경로상에 있는 부위로 한방에서 침을 놓거나 뜸을 뜨는 자리. 각각의 경혈은 각각의 조직 또는 기관에 대응한다.
*황제내경 : 중국의 가장 오래된 의학서
*김봉한 박사 : 실험을 통해 경락의 실체를 현대의학적으로 규명하고 체계화한 북한의 의학자

에 관한 연구Great discovery in biology and medicine: substance of Kyungrak'라는 논문을 발표하여 이미 알려져 있는 혈관이나 신경, 림프관이 아닌 별개의 해부조직학적 전신순환 계통이 존재하며 이것이 경락의 실체라고 주장했습니다. 서울대학교의 전신인 경성제국대학에서 서양의학을 전공한 그는 6.25 전쟁 때 야전병원 의사로서 부상병들을 치료하며 경락의 단서를 찾았고, 이후 월북하여 동물실험 등을 통해 경락에 대한 연구를 계속했습니다. 그는 당시로서는 최첨단 장비인 전자현미경, 분광분석기, 방사선 추적장치 등을 이용하여 경혈 자리에서 0.5~1mm 정도 크기의 작은 원형 조직을 발견했다고 발표했습니다. 그에 따르면, 이 조직에서 여러 가닥의 선이 네트워크처럼 뻗어 나와 피부, 혈관 벽, 내부 장기까지 전신에 퍼져 있고 놀랍게도 혈관 속까지도 연결되어 있다고 했습니다.

추가 연구로 총 5편의 논문을 발표하여 봉한학설을 체계화한 그는 '태아가 수태되는 과정에서 경락이 가장 먼저 발생해 다른 조직의 형성을 유도하는 것'을 관찰하고 '경락은 생명의 발생과 유지를 원천적으로 책임지는 조직이며 따라서 질병을 치료할 때 우선적으로 경락을 다스려야 한다'는 결론에 도달합니다. 그러나 1966년 그가 반당분자로 몰려 숙청당하고 연구의 주축이었던 '경락연구원'도 해체되면서 안타깝게도 봉한학설은 하루아침에 폐기되고 말았습니다.

고대로부터 전해 오는 경혈의 위치와 작용은 기氣의 측면에서 보면 분명히 실재하며, 경혈들의 연결망인 경락 또한 매우 체계적이고 정교하게 이루어져 있습니다. 지금까지의 치유 경험에 비추어 볼 때, 경혈점의 위치를 정하고 이름을 지었던 고대 선인仙人들의 통찰과 혜안이 새삼 놀라울 따름입니다.

기氣에 대해 모르는 보통 사람들도 스스로 병을 치유할 수 있도록 보편적으로 적용할 수 있는 방식으로 경혈점의 위치를 정하고, 또 거기에 합당한 이름을 붙여 누구나 배우기만 하면 그 기능에 대하여 쉽게 이해할 수 있도록 하였기 때문입니다.

예를 들어 소부혈少府穴은 가슴 답답함, 두근거림, 손바닥 열감, 음부 가려움증 등에 쓰는 혈자리로, 그 위치는 주먹을 쥘 때 새끼손가락 끝이 손바닥에 닿는 부위입니다. 또 곡지혈曲池穴은 어깨 관절이나 팔꿈치 관절의 통증과 마비, 반신불수, 안면신경마비 등에 쓰는 혈자리로, 그 위치는 팔꿈치를 완전히 굽혔을 때 팔오금에 생기는 주름 바깥쪽 끝의 오목한 곳에서 취혈합니다.

위의 예에서 살펴본 것처럼 12경락이라는 대맥의 경우에는 각각의 경혈점의 위치와 질병별로 치료에 적용해야 할 혈자리가 공식화되어 있습니다. 이것이 모든 사람들에게 동일하게 적용되기에 한의학을 공부한 사람이라면 누구나 그 지식에 따라 치료를 행할 수 있습니다. 하지만, 대맥의 경혈 외에도 장기 내부나 뇌 속, 뼛속(골수) 등에 수많은 세세한 혈穴이 있습니다. 그리고 개인에 따라 지문이 전부 다르듯이 세세한 혈의 위치와 분포도 서로 다르고 기혈이 막히는 형태 또한 제각각입니다. 그 때문에 특정 질병의 완전한 치료를 위한 경혈점의 위치는 개인마다 차이가 있을 수밖에 없습니다.

대맥의 경혈점을 밝히고 체계를 세운 것만 해도 동양의학의 위대한 업적이고 훌륭한 전통이지만 전신에 퍼져 있는 세맥까지 일반화할 수는 없었기에 세맥을 소통시켜 병을 치료하는 개념 자체가 정립되지 못한 것은 안타까운 일입니다. 그런데 대맥은 물론이고 세맥까지 기혈을 소통시켜야 완전한 건강을 회복할 수 있습니다. 그러려면 반드시 먼저 치유자가 기통氣通이 되어 있어야 합니다. 그래야 세맥의 막힌 혈穴의 위치까지 바로 알아 전신의 기혈을 소통시켜 줄 수 있습니다.

☯ 인간은 소우주

예부터 동양철학에서는 인간을 대우주 천체권의 모습과 꼭 닮은 '소우주'라고 여겨 왔습니다. 현대과학도 그것을 여실히 보여줍니다. 1986년에 영국의 과학잡지 '뉴사이언티스트New Scientist'는 우주의 모든 별자리의 위치를 컴퓨터에 입력하여 은하의 구조를 출력해 보니 우주가 사람의 모양을 하고 있다고 발표하였습니다 (사진 참조).

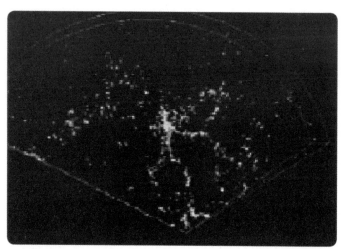

1985년 영국 과학 잡지 뉴사이언티스트에 소개된 사람 모양의 우주

　그리고 또 하나 놀라운 사실은, 우주에는 눈에 보이는 은하들만
있는 것이 아니라 눈에 보이지 않는 '암흑 물질dark matter'과 '암흑 에
너지dark energy'도 존재한다는 것입니다. 필자가 볼 때 이들의 존재
는 '경락'과 '기氣'의 존재와 그 성격이 비슷합니다. 논리적으로나
현상적으로 반드시 있을 것으로 추론되지만 아직 과학적으로 확
인되지는 않았기 때문입니다. 이들의 존재는 실재하지만 명쾌하
게 밝혀지지 않은 우주의 비밀, 인체의 비밀과 같습니다.

　중력은 질량에서 발생하기 때문에 일정 크기의 중력이 측정된
다는 것은 그만큼의 질량을 가진 무언가가 있다는 뜻입니다. 하
지만 여러 가지 천체물리 현상에서 눈에 보이는 물질보다 더 많은
물질이 필요한 중력 현상들이 관찰됩니다. 중력은 분명 관측이 되

는데 그 중력이 무엇에서 생기는지 아직 모르는 현상들이 많다는 뜻입니다. 이 경우 측정되는 중력과 질량의 차이만큼 눈에 보이지 않는 물질이 존재하는 것으로 추론할 수 있습니다. 암흑 물질은 바로 이런 추론을 바탕으로 도입된 천체물리학적 개념입니다. 질량은 가지고 있으나 보이지 않는 물질, 이것이 암흑 물질입니다.

  나사의 슈퍼컴퓨터로 중력을 계산해 암흑 물질의 분포를 시뮬레이션해 보니, 암흑 물질이 실제 관측된 은하들의 분포와 비슷한 필라멘트 구조를 이룰 것이라는 결과가 나왔습니다('암흑 물질 분포로 그려본 우주의 구조' 사진 참조).

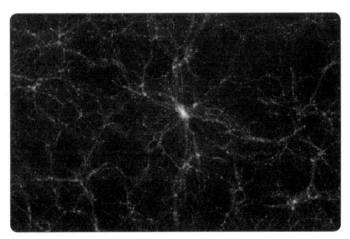

암흑 물질 분포로 그려본 우주의 구조

마치 암흑 물질이 우주 전체를 흐르는 보이지 않는 신경망처럼 연결되어 분포해 있다는 것입니다. 그동안 아무것도 관측되지 않아 그저 빈 공간이라고만 생각했던 곳에 말입니다.

우주는 글자 그대로 거대한 사람의 몸과 같습니다. 겉으로 드러나 눈에 보이는 별들이 있고, 또 눈에 보이지는 않지만 신경망처럼 연결되어 분포하는 암흑 물질이 있습니다. 현대과학은 이제 막 암흑 물질의 존재를 인식하기 시작했습니다. 하지만 아직은 무엇인가 있다고만 추정할 뿐 그 실체가 무엇이고 어떤 역할을 하는지는 밝혀지지 않은 미지의 영역입니다.

경락經絡은 사람의 몸속에서 에너지를 전달하는 통로입니다. 암흑 물질이 아직 확인되지 않은 것처럼 경락 또한 해부학적으로 검증되지는 않았습니다. 하지만 기의 차원에서는 분명 12경락이라는 큰 줄기가 있고 여기서 세분화되어 갈라져 나간 수많은 가지들이 있습니다.

사람마다 대맥의 줄기는 비슷하지만 세세한 혈자리의 분포는 천차만별이며 그 수도 헤아릴 수 없이 많습니다. 따라서 기혈 소통을 위해서는 암흑 물질의 집합과도 같은 수많은 혈자리들을 하나하나 연결해야 합니다.

비슷한 듯 서로 다른 모습으로 복잡하게 연결되어 있는 경락의 위치를 정확히 인지하려면 먼저 마음을 다스려 고요함에 들어 본성本性을 닦아야 합니다. 그러면 자신의 몸 안에서 움직이고 있는 기혈을 느낄 수가 있으며 그 기혈의 흐름에 변화를 줄 수도 있습니다. 이것을 더욱 개발하면 본인뿐만 아니라 타인의 기혈 흐름을 파악하고 변화를 줄 수도 있습니다.

그리하면 본인부터 마음心이 깊은 세계로 들어갈 수 있어 건강한 육체와 정신의 소유자로 행복한 삶을 살아갈 수 있으며, 타인도 건강한 육체와 정신을 바탕으로 행복한 삶을 살아가도록 도와줄 수 있습니다. 기통氣通 공부의 구체적인 방법은 이제부터 자세히 알아보도록 하겠습니다.

03 인체의 재생 능력

🏵 DNA와 줄기세포

지구가 자전과 공전을 거듭하며 봄, 여름, 가을, 겨울이 생기듯 이 모든 것은 회전하며 순환하고 있습니다. 정지된 상태에서 회전 하는 게 아니라 나선형처럼 앞으로 나아가면서 회전하고 있습니 다. 해와 달이 뜨고 지며 낮과 밤이 교차하는 것, 사계절이 순환하 는 것, 사람이 태어나고 죽는 것은 이런 변화 속에서 천지가 생명 을 성숙시키기 위함입니다. 이러한 우주의 변화는 끊임없이 앞으 로 나아가며 발전해 가므로 '진화進化'라고 할 수 있습니다.

사람의 몸도 마찬가지입니다. 인체의 기혈 순환과 혈액 순환은 해와 달의 운행처럼 한순간도 멈추지 않습니다. 호흡과 음식물의 섭취를 통해 외부의 에너지를 받아들이고, 사용하고 남은 노폐물 은 외부로 배출하고, 일정한 주기로 오래된 세포는 새로운 세포로 물갈이를 합니다. 이러한 인체의 신진대사 작용은 우주적 진화의 축소판입니다.

세계 5대 기초과학연구소 중 하나인 이스라엘의 바이츠만과학연구소Weizmann Institute of Science와 캐나다의 토론토대학교 부설 어린이병원The Hospital for Sick Children 소속 연구진이 공동 발표한 논문에 따르면 평균적인 남자 성인을 기준으로 볼 때 우리 몸에는 약 30조 개의 세포가 있다고 합니다. 그중 적혈구의 수가 84%로 가장 많으며, 근육세포와 지방세포는 무게로는 70% 이상을 차지하지만 개수로는 0.1%에 불과하다고 합니다.

인체의 세포들은 종류별로 수명이 다르며, 일정한 주기에 따라 기존의 세포가 새로운 세포로 대체되는 재생 과정이 되풀이됩니다. 90% 이상의 세포가 매년 다시 태어나고, 뇌세포 등의 일부 세포를 제외한 우리 몸의 모든 세포가 7년을 주기로 재생된다고 합니다. 세포의 종류에 따른 재생 주기는 다음과 같습니다.

세포의 종류	재생 주기
백혈구	몇 분 ~ 14일
적혈구	3개월
혈소판	3일 ~ 10일
피부	1개월
장기	4개월
근육 · 뼈	7개월
신경세포	7년
뇌세포	60년

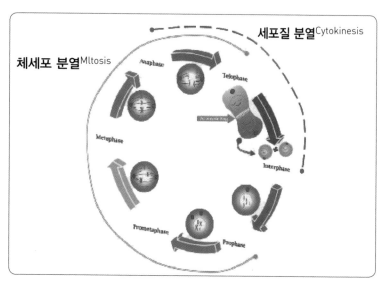

세포분열 과정

어린 시절의 경험을 생각해 보라. 당신이 명확하게 기억하는 것, 자신이 실제로 거기에 있는 듯이 보고 느끼고 나아가 냄새까지 맡을 수 있는 것, 어쨌거나 당신은 당시에 실제로 거기에 있었다. 그렇지 않은가? 그렇지 않으면 어떻게 기억하겠는가?

그러나 여기에 깜짝 놀랄 일이 있다. 당신은 거기에 없었다는 것이다. 현재 당신의 몸에 있는 원자는 단 하나도 그 사건이 일어났을 당시에 거기에 없었다.

– 《만들어진 신》 중에서

우리 몸의 세포들은 지금 이 순간에도 끊임없이 새롭게 물갈이를 하고 있습니다. 오래된 세포들은 사라지고 새로운 세포들이 생겨나고 있습니다. 10년이면 강산도 변한다는 말이 있듯이 10년 전의 나와 지금의 나는 완전히 다른 몸을 가지고 있는 셈입니다. 그렇다면 세포들은 어떻게 다시 태어날 수 있을까요? DNA와 줄기세포에 그 비밀이 숨어 있습니다.

DNA는 생명체의 정보를 담고 있는 단백질 구조체입니다. 플라나리아 같은 단세포 구조의 원생동물은 하나의 세포에 그 개체의 모든 정보가 담겨 있으므로 개체를 반으로 쪼개면 두 개의 생물로 분화하는 것이 가능합니다.

하지만 사람 같은 고등한 생명체는 하나의 세포 안에 그 개체의 모든 정보를 담을 수 없습니다. 다만 개체의 모든 정보 또는 특정 조직의 모든 정보를 가지고 있어 모든 조직이나 특정 조직으로 분화가 가능한 세포가 있는데, 그것이 바로 줄기세포stem cell입니다. 분화란 초기 단계의 세포가 각 조직으로서의 특성을 갖게 되는 과정을 말하는데, 손상된 조직을 대체하여 혈구와 피부가 만들어지고 상처가 스스로 회복되는 것도 줄기세포가 가진 분화능력 덕분입니다.

그런 만큼 줄기세포는 무궁무진한 가능성을 지닌 세포입니다. 그런데 모든 장기가 이런 줄기세포를 갖고 있지는 않아서 뇌신경, 심장근육, 췌장, 척수 등은 한 번 손상되면 다른 조직들에 비해 세포의 재생이 매우 느리다고 합니다.

줄기세포는 크게 세 가지로 나눌 수 있습니다. 수정란이 처음으로 분열할 때 형성되는 '배아줄기세포(만능줄기세포)', 성숙한 조직과 기관 속에 들어 있는 '성체줄기세포', 다 자란 세포를 원시 상태로 되돌리는 '유도만능줄기세포'가 그것입니다.

줄기세포를 이용하여 손상된 조직을 재생하거나 대체하는 것은 과학과 현대의학의 몫입니다. 우리가 여기서 주목할 점은, 줄기세포는 인체의 재생 능력 또는 자기회복력을 과학적으로 명확히 보여 준다는 사실입니다. 그러므로 막힌 기혈을 뚫어 소통시켜 주면 사람의 몸은 신비롭게도 그 자체의 재생 능력을 통해 원래의 건강을 회복하게 됩니다.

모든 세포는 일정한 주기로 끊임없이 사라지고 다시 생겨납니다. 그런데 모든 재생 작용에는 대체되어 사라지는 세포가 어떤 세포였는지에 대한 정보가 필요합니다. 이 정보를 담고 있는 것이 바로 DNA입니다. 2중 나선 구조인 DNA가 한 가닥씩 2개로 분리되고 분리된 한 가닥의 구조에 대칭된 단백질이 다시 결합해서 새로운 DNA가 합성됩니다. 원래 DNA의 정보 그대로 복제가 되는 것입니다.

이 DNA는 단백질 분자구조체이기 때문에 반드시 단백질과 다른 영양분, 그리고 전해질인 소금^{NaCl} 이온에 의한 생체전기가 혈액을 통해 충분히 공급되어야 이전의 세포가 가졌던 정보가 100% 그대로 복제될 수 있습니다. 만약 외부의 충격으로 세포가 손상되었다면 그 부위는 정상적으로 새로운 세포로 재생되는데 시간이 더 걸릴 것입니다. 그리고 혈액의 공급이 제대로 되지 않는다면 당연히 DNA 복제와 세포의 재생 또한 불완전하게 될 것입니다.

또 필자의 경험으로 봤을 때 세포가 재생되지 않고 굳어진 신체 부위가 있는데, 그런 곳은 틀림없이 기혈氣血이 막혀 있습니다. 심하게 막혀 있는 부위는 마치 돌처럼 단단하게 굳어 있습니다. 일반적으로 엑스레이 촬영에는 나타나지 않으나, 심할 때는 엑스레이상에 뼈처럼 나타나는 경우도 있습니다. 이 정도로 굳어 있으면 혈액이 세포에까지 도달하지 못하기 때문에, 결국에는 세포의 재생이 제한되거나 불가능해집니다.

이렇게 막힌 기혈을 풀어 세포에 다시 혈액이 공급되도록 해주어야 세포의 재생이 정상적으로 이루어질 수 있습니다. 기혈 순환을 원활히 하여 세포 본래의 사멸하고 재생하는 기능을 회복시켜 주면, 죽지 않고 계속 성장하는 암세포 같은 비정상적인 세포는 자연적으로 괴사되고 정상적인 세포들이 더욱 활성화되어서 완전한 건강을 되찾을 수 있을 것입니다.

정리하면 인체는 재생 능력을 가지고 있고 DNA 복제를 통해 세포의 재생이 이루어지는데, 그 과정에서 혈액의 공급이 충분해야 DNA 복제와 세포의 재생이 완전하게 이루어져 지속적으로 건강을 유지할 수 있다는 것입니다. 그러므로 원활한 혈액 순환과 그것을 가능케 하는 기의 소통은 건강의 필수 요소입니다.

⚜ 혈액의 중요성

혈액의 양은 자기 체중의 8% 정도이므로 60kg대 성인이면 약 5l, 80kg대 성인이면 약 6~7l의 혈액을 가지고 있습니다. 그런데 전체 혈액의 5분의 1 이상을 잃게 되면 생명을 유지할 수 없게 됩니다. 우리가 섭취하는 음식의 모든 영양분, 호흡에 의한 산소, 그리고 소금 이온에 의한 생체전기는 바로 혈액을 통해서 온몸에 전달되기 때문입니다. 그중에서도 가장 중요한 것은 산소를 운반하는 일입니다. 피를 많이 흘려서 목숨을 잃게 되는 가장 큰 이유는 바로 산소가 부족해서입니다.

혈액 속의 적혈구를 이루고 있는 주요 물질은 헤모글로빈으로, 그 안에는 철^{Fe} 성분이 들어 있습니다. 건강한 사람의 피가 선홍색인 것은 혈액 속의 철분이 산소와 만나 산화되었기 때문입니다. 혈액 속의 산화된 철분은 신체 각 조직의 세포에 산소를 운반하고 세포에서 생성된 노폐물인 이산화탄소를 배출하는 데 중요한 역할을 합니다.

또한 철분은 세포의 발전소인 미토콘드리아에서의 산화환원 과정에 작용하는 시토크롬계 효소의 구성 성분으로서 우리 몸의 에너지 생산에도 중요한 역할을 합니다. 즉 혈액 속의 철분이 부족하거나 혈액 순환이 원활하지 못하면 당장 빈혈이 발생할 뿐만 아니라 생명 활동에 필요한 에너지가 충분히 생산되지 않아 무기력해지고 건강을 잃게 됩니다.

철분은 산소를 운반해주기 때문에 철분이 부족해서 빈혈이 일어나는 이유는 산소가 부족한 현상으로 보아도 무방할 것입니다.

거미, 전갈, 투구게, 문어, 오징어 같은 동물들이나 SF 영화의 외계인들을 보면 푸른색 피를 가지고 있는데, 이 경우는 철이 포함된 헤모글로빈이 아니라 구리^{Cu}를 함유한 헤모시아닌을 산소의 운반체로 이용하기 때문입니다. 철은 산화되면 붉은색을 띠지만, 구리는 산화되면 푸른색을 띱니다.

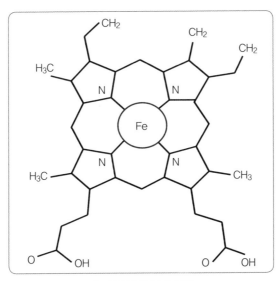

헤모글로빈의 분자 구조
한가운데 철^{Fe}이 산화되어 산소를 운반한다

앞에서 살펴보았듯이 사람을 비롯한 대부분의 동물들은 혈액 속의 철분을 통해 온몸에 산소를 공급합니다.

따라서 철분이 붉은색의 맑고 건강한 혈액이어야 전신에 산소를 제대로 운반할 수 있습니다. 건강한 사람은 혈색이 좋습니다. 아마도 이렇게 붉고 건강하게 보이는 사람의 상징으로 5500여 년 전 태호복희씨께서 홍지인紅紙人, 붉은 종이 사람을 사용한 것 같습니다.

혈액은 액체이지만 기운에 의해 유도됩니다. 이 기혈 작용으로 우리 몸의 생명이 유지됩니다. 화가 났을 때 얼굴로 피가 쏠리는 것은 단순히 심장박동 때문만이 아니라 감정의 변화로 인한 기氣 때문에 혈액이 유도됨을 보여 줍니다.

산소를 운반하는 혈액도 중요하지만 산소를 들이마시고 내뱉는 것도 생명을 건강하게 유지하는데 필수적입니다. 산소를 마시고 뱉는 것은 바로 호흡에 의해서입니다. 호흡의 흡기(들이마시기)는 신장과 간에 의해서이고, 호기(내뱉기)는 심장과 폐에 의해서입니다. 호흡 작용과 심장박동은 원래 하나라고 볼 수 있습니다.

단백질 분자 구조인 DNA가 복제되는 것도 혈액에 의해 영양분이 공급되어야 가능하므로 모든 세포에 건강하고 깨끗한 피가 흐르는 것이 매우 중요합니다. 그러니 인체의 기본적인 생명 유지 활동이 원활하게 이루어지려면 기혈을 소통시켜 혈맥을 열어 줘서 전신에 피를 잘 통하게 해야 합니다. 기氣가 막히면 DNA가 손상되고 DNA가 손상되면 근육이 굳어지고(반대로 너무 이완되는 곳도 있으며) 근육이 굳어지면 뼈가 틀어지게 됩니다.

이것을 원상회복시키기 위해서는 우선 막혀 있던 기를 소통시켜 주어야 합니다. 그러면 DNA가 정상적으로 회복되고 근육도 풀어져서 정상이 되고 틀어졌던 뼈들도 제자리를 찾아오게 됩니다. 이렇게 되면 환골탈태가 되어 성형수술 없이도 자연 미인이 될 수 있습니다. 이미 이런 치유 사례를 충분히 경험하였기에 자신 있게 이야기할 수 있습니다.

혈액血液은 정精으로 발전하고 정精은 기氣로 발전하고 기氣는 신神으로 발전하여 그 사람의 정신精神을 완성시켜 갑니다.

이것이 바로 《동의보감》에 나오는 정기신精氣神 작용입니다. 이에 대해서는 뒷부분에서 자세히 알아보겠습니다.

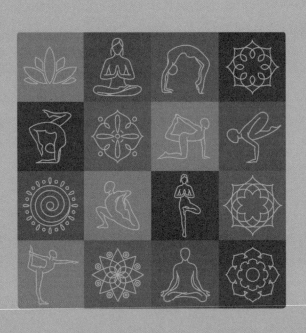

제 2 장

질병의 원인

01 | 3독-열독·냉독·습독

🌀 3독三毒이란?

　우리 몸의 기혈이 정상적으로 소통되고 있다면 어느 부위를 강하게 눌렀을 때 압박감 정도만 느낄 뿐 통증은 거의 없습니다. 하지만 기혈이 심하게 막혀 있는 곳은 약하게 누르기만 해도 통증이 느껴집니다. 이곳에 병의 기운이 쌓여 있기 때문입니다.

　동양의학의 고전인 《황제내경》에서는 신체의 건강을 해치는 기운을 사기邪氣라고 칭했으며, 일반적으로는 탁기濁氣 또는 병기病氣라고 합니다. 필자는 이것을 독기毒氣라고도 부릅니다. 몸 밖에 있을 때는 건강을 해칠 수 있는 가능성에 그치지만, 일단 몸 안에 쌓이면 건강에 엄청난 해를 끼칠 뿐만 아니라 제거하기도 쉽지 않기 때문입니다. 인체에 쌓인 독기는 크게 열독熱毒, 냉독冷毒, 습독濕毒 세 가지로 분류할 수 있어 3독三毒이라고도 합니다.

열독熱毒은 양기가 지나치게 많아서 생긴 것이고,

냉독冷毒은 음기가 지나치게 많아서 생긴 것이며,

습독濕毒은 열독과 냉독이 서로 충돌하고 대립하여 생긴 것입니다.

건강한 신체는 기혈 순환이 원활하여 전체적으로 따뜻합니다.
또한 어느 정도 외부의 독기를 방어할 수 있고 독기가 체내에
침범하더라도 물리치거나 배출시킬 힘이 있습니다. 그러나 기혈
순환이 원활하지 못하면 기운이 부분적으로 편중되어 열독熱毒과
냉독冷毒으로 분리되어 쌓이게 됩니다. 그리고 대립되는 두 기운의
충돌로 점차 습독濕毒이 생기면서 쌓이게 됩니다.

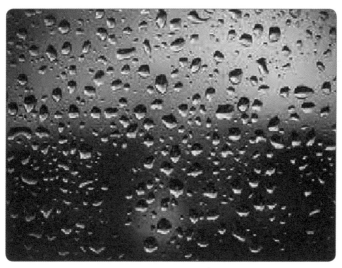

유리창의 결로 현상
인체의 습독濕毒도 같은 원리로 발생한다

앞에서 이야기한 것처럼 사람은 소우주입니다. 《주역》 계사전繫辭傳에 '근취저신近取諸身'* '원취저물遠取諸物'*이라는 말이 있듯이 사람의 몸과 우주 자연은 같은 원리로 만들어졌습니다. 따라서 자연에서의 현상이 우리의 몸에서도 일어나는 경우가 많습니다.

폭염이 쏟아지는 건조한 사막에서는 생명이 살아남기 어렵듯이 환경, 약물, 음식 등으로 인해 몸에 양기가 과하게 쌓이면 열독熱毒이 되어 건강을 해칩니다. 꽁꽁 얼어붙은 땅에서는 생명체가 자랄 수 없듯이 몸에 음기가 과하게 침범하면 냉독冷毒이 되어 건강을 해칩니다.

공간의 안과 밖이 유리창 등으로 막혀 소통이 안 되는 상태에서 온도의 차이가 지속되면 결로結露 현상으로 유리창에 이슬이 맺히게 되듯이 사람의 신체에서도 기혈이 막혀 순환이 이루어지지 않으면 체내의 열독熱毒과 냉독冷毒이 충돌하고 대립하여 자연적으로 습독濕毒이 생기게 됩니다. 이들 3독三毒이 쌓이지 않도록 관리하는 것과 이미 체내에 쌓인 독기를 배출하는 것은 건강의 기본인 동시에 수행의 기본입니다.

---

*근취저신(近取諸身) : 가까이는 자신의 몸에서 진리를 찾는다.
*원취저물(遠取諸物) : 멀리는 사물에서 진리를 구한다.

⚜ 열독熱毒의 배출

3독三毒의 존재는 질병이 치유되면서 나타나는 반응들을 통해 분명히 확인할 수 있습니다. 막힌 기혈이 풀리며 3독이 배출되는데 거기에도 순서가 있습니다. 열독熱毒은 양이라 불처럼 분열을 잘하고 냉독冷毒은 음이라 뭉치기를 좋아하여 굳어 있습니다.

열독이 먼저 배출된 후에
냉독이 풀어지게 되어 있습니다.
습독濕毒은 열독과 냉독이 빠져나간 후 맨 나중에 배출됩니다.

독기의 배출 순서에 따라 종류별로 그 과정을 좀 더 자세히 살펴보겠습니다.

열독은 양陽의 기운이 필요 이상으로 지나치게 많은 상태로 신체 내에서 정전기靜電氣의 형태로 존재합니다. 정전기란 흐르지 않고 머물러 있는 전기로 물체에 축적되어 있는 전기를 말합니다. 일례로 번개는 구름에 축적되어 있던 정전기에 의해 발생하는 방전 현상입니다. 우리가 무언가를 만질 때 마치 감전된 듯 찌릿하게 느껴지는 전기감電氣感은 정전기에 의한 불꽃방전 때문입니다.

생명체는 생체전기로 생명을 유지합니다.
생체전기란 생물체 내에서 발생하는 미세한 전기를 말합니다.

이것은 기氣의 다른 형태라고 할 수도 있습니다. 실제로 인체는 생체전기를 이용하여 신경계에서 정보를 교류합니다. 인체의 장기들 또한 전기 자극 덕분에 제 역할을 수행할 수 있습니다. 그런데 몸에서 생체전기의 흐름이 비정상적이 되면 전기가 뭉치고 정체가 되는데, 이처럼 흐르지 못하고 정지 상태로 머물러 있는 정전기가 바로 열독입니다. 다시 말해서 기혈 순환이 안 되면 세포 내에 쌓인 양기가 뭉쳐져서 정전기화되고 이것이 열독이 되는 것입니다.

정전기에 의한 느낌은 사실 누구에게나 익숙합니다.

오랫동안 앉아 있다가 일어났을 때 다리가 저린 것을 모두 경험해 보았을 것입니다. 이런 느낌은 인체의 생체전기에 의한 반응입니다. 앉아 있는 동안 하체가 받는 압박 때문에 혈액 순환과 생체전기의 흐름이 저하되었던 것이 일어서는 순간 갑자기 풀리며 저릿저릿한 전기감으로 느껴지는 것입니다. 잠깐 앉아 있었는데도 다리가 저리는 느낌을 받는데, 오랫동안 막혀 있던 기혈이 풀어지기 시작할 때는 그 느낌이 어떨까요? 열독은 분열하는 성질 때문에 자극을 주면 번개처럼 쭉쭉 뻗어 나갑니다. 그래서 열독이 풀려나올 때는 훨씬 더 강한 통증과 전기감을 느끼게 됩니다.

막힌 기혈을 풀기 위해선 독기가 빠져나갈 수 있도록 신체의 말단 부위부터 열어 주어야 합니다. 그 과정은 수도관이나 물탱크 청소 작업에 비유할 수 있습니다. 설치한 지 오래된 수도관이나 물탱크에는 이물질이 끼고 이상한 생명체들이 빠져 죽어 있기도 합니다. 인체 내의 노폐물이나 병기病氣는 이런 이물질과 같으며, 시간이 지나 임계점을 넘으면 결국 통증과 질병으로 나타나게 됩니다. 기혈 소통 작업은 이런 노폐물 또는 병기를 제거하는(즉, 3독을 배출하는) 과정입니다. 수도관이나 물탱크에 낀 것들을 청소할 때는 반드시 수도꼭지를 열어놓고 해야만 합니다. 만일 수도꼭지가 잠긴 채로 청소를 한다면 그 속은 엉망진창이 되고 말 것입니다. 사람의 몸도 이와 같아서 수도꼭지에 해당하는 손끝 발끝부터 소통시켜야 몸속에 쌓여 있는 독소들을 더 쉽게 제거할 수 있습니다.

실제로 먼저 손가락 끝, 발가락 끝에 침을 꽂아 길을 열어놓은 상태에서 기혈이 심하게 막혀 있는 다른 부위에 다시 침을 놓으면 손가락, 발가락 끝으로 먼저 열독이 빠져나갑니다. 막혀 있던 기혈이 풀리는 정도에 비례하여 순간적으로 찌릿하게 쭉 뻗치는 강한 전기감이 느껴지면서 경락을 따라 정전기가 빠져나가는 것을 경험할 수 있습니다. 이때 몸속에서는 어떤 선을 따라 전기가 벼락처럼 이동하고 동시에 손가락, 발가락 끝에는 따끔따끔 따가운 통증이 느껴져 그곳으로 열독이 빠져나간 것을 알 수 있습니다. 촉감이 기통氣通된 수행자라면 이런 현상을 더욱 확실하게 느끼게 됩니다.

하지만 기혈이 심하게 막혀서 굳어 있으면 자침을 하여도 통증이 별로 없고 굳은 부위가 너무 단단해서 침이 잘 들어가지 않는 경우도 있습니다. 이미 세포가 죽어가고 있어서 감각이 없는 것입니다. 이런 경우에는 자침을 한 상태로 10~20분쯤 두면 단단히 굳어 있던 근육이 풀어지면서 열독이 빠져나가는 전기감을 느끼게 됩니다. 이때에도 전기감(통증)의 강도는 열독의 크기와 기혈이 풀린 정도에 비례합니다. 관건은 기혈이 막힌 부위의 경혈점에 얼마나 정확히 자침을 할 수 있는지 여부입니다.

🏵 냉독冷毒의 배출

혈액 순환이 잘되지 않아 기혈이 막힌 부위에 습부항(사혈부항)을 뜨면 피가 나오는데, 이때 선지피처럼 굳어 있고 색깔이 검은 어혈瘀血을 볼 수 있습니다. 어혈이란 몸에 혈액이 제대로 돌지 못하여 한곳에 정체되어 있는 것을 말합니다. 어혈이 선지피처럼 굳어진다는 것은 그 피가 탁하고 차갑기 때문입니다. 우리가 삼겹살을 구워 먹을 때도 온도가 높으면 돼지기름이 녹아 흐르지만, 온도가 낮아지면 기름이 굳어집니다. 차면 굳어지고 따뜻하면 풀어지는 것은 자연의 섭리입니다. 즉 몸에 어혈이 많다는 것은 그만큼 피의 온도가 떨어져 있다는 뜻입니다. 실제로 어혈을 손가락으로 찍어 보면 따뜻한 생혈生血과 달리 차가운 것을 확인할 수 있습니다.

이 어혈을 풀어내지 못하면 몸이 차가워지고 또 몸이 차가워지면 어혈이 더 심해지는 악순환에 빠지게 됩니다. 그런 점에서 어혈은 3독 중에서도 냉독冷毒과 관련이 깊습니다. 몸의 온도가 떨어지면 피의 온도도 떨어져서 특히 기혈이 막힌 곳에서는 피가 엉겨서 더 심하게 굳어집니다. 따라서 당연히 핏속으로 산소의 공급이 제대로 되지 않아 철분을 산화시키지 못하므로 어혈의 색깔이 검을 수밖에 없습니다. 산화되지 않은 철분은 원래 검은색이기 때문입니다.

어혈을 풀기 위해서는 먼저 몸을 따뜻하게 하여 피를 따뜻하게 해야 합니다. 체온을 올려야 건강하다는 것은 이미 상식입니다. 체온을 1℃ 높이면 면역력이 5배 높아진다고 학자들은 이야기합니다. 몸을 따뜻하게 하려면 평소에 냉기를 조심해야 합니다. 먹는 음식, 마시는 물, 생활하는 환경 등 삶의 모든 요소에서 가능하면 차가운 것을 멀리해야 합니다. 현대인의 많은 병들이 냉장고와 에어컨 때문이라는 말도 있습니다. 차가운 음식을 장기간 먹거나 찬바람에 장시간 노출이 되면 그 냉기는 사라지는 것이 아니라 몸에 차곡차곡 쌓이게 됩니다. 배꼽티처럼 몸을 드러내는 옷차림이나 아침 공복에 냉수를 들이켜는 행위도 당연히 건강에 해롭습니다. 냉기가 쌓인 것이 많아지고 오래되면 냉독冷毒이 되어 통증이나 질병으로 나타납니다. 냉기가 몸에 들어가면 체온이 떨어져 기혈이 막히기 때문입니다.

막힌 부위를 중심으로 기혈을 소통시켜 주면 먼저 열독이 빠져나간 후에 냉독冷毒이 배출되는데, 이때는 시원함 또는 서늘함을 느끼거나 심한 경우에는 특정 부위가 얼음장처럼 차갑고 시리게 느껴지기도 합니다. 잘잘 끓는 온돌방에서 이불 속에 몸을 묻고 있어도 마치 몸 안에서 차가운 에어컨 바람이 불어 나오는 것처럼 손발이 시린 경우도 있습니다. 어디에서 그렇게 강력한 냉기가 끊임없이 나오는지 신기할 정도입니다. 태어난 지 얼마 안 된 유아들조차도 막힌 기혈을 풀어주면 냉기가 나올 정도이니, 청장년이나 노인들은 신체에 얼마나 많은 냉기가 쌓여 있을지 능히 짐작할 수 있을 것입니다.

냉기는 건강에 치명적입니다. 한의학에서 약물요법의 대성자로 일컬어지는 후한 말의 의사 장중경張仲景*은 《상한론傷寒論》*을 써서 냉기가 만병의 근원임을 밝혔습니다. 평소에 냉기를 멀리해야 하는 것은 아무리 강조해도 지나치지 않습니다. 일반인들도 주의해야 하지만 수행자들은 특히 유념해야 합니다.

필자가 이 책을 쓴 이유 중 하나는 많은 사람들이 기본적으로 지켜야 할 자연의 섭리를 무시한 채로 체내에 냉독冷毒을 쌓으면서 생활하고 있기 때문입니다. 스스로의 잘못된 생활 습관이 병을 초래했지만 정작 원인도 모른 채로 고통 속에 시달리는 모습이 안타까워 필자가 30년 가까운 세월 동안 체험하고 발전시켜 온 독기를 제거하는 방법을 올바로 전하여 인연 닿는 모든 사람들이 건강을

---

*장중경(張仲景) : 중국 후한(後漢)의 의사로 《상한론(傷寒論)》의 저자. 자(字)는 중경, 본명은 장기(張機)

*상한론(傷寒論) : 장중경이 저술한 한의학의 기본서로, 원래는 《상한잡병론》이었으나 3세기 말에 진(晉)의 왕숙화(王叔和)가 상한과 잡병으로 나누어 《상한론(傷寒論)》과 《금궤요략(金匱要略)》으로 개정하였다.

회복할 수 있도록 돕고자 합니다.

🌸 습독濕毒의 배출

습독은 혈액 순환이 안 되는 곳에 몸을 붓게 만드는 부기로 나타나는 경우가 태반입니다. 붓는다는 것은 순환(소통)이 원활하지 않음을 보여줍니다. 앞에서 유리창의 결로 현상을 통해 살펴보았듯이 습독濕毒은 기혈 순환이 막힌 곳에서 열독과 냉독의 대립과 충돌로 인하여 발생합니다. 따라서 원인이 되는 열독과 냉독이 풀려 나간 후에 그 사이에 끼여 있던 습독이 마지막으로 배출됩니다.

본 기통 명상원에서 '홍지인紅紙人 싱크로케어'를 받고 '심공 명상'을 하다 보면 마치 오줌을 싼 것처럼 앉아 있던 자리가 축축이 젖기도 하고, 잠을 자고 일어나면 누웠던 자리가 축축할 정도로 습濕이 나오는 체험을 하기도 합니다. 언뜻 보기에는 땀이 난 것으로 생각하기 쉽지만, 이는 열독과 냉독이 풀려나간 후 그곳에 남아 있던 습濕이 배출된 것으로 끈적끈적하지 않고 증발이 빨리 됩니다.

습독이 몸 밖으로 배출된다는 것은 그만큼 건강이 좋아지고 있다는 반증입니다. 열독과 냉독이 풀려 나간 후에 습독까지 완전히 배출되어야 비로소 몸속에 쌓여 있던 병의 원인이 뿌리째 제거되었다고 할 수 있습니다. 그러면 그동안 나에게 고통을 주었던 근본 원인이 사라졌으므로 점차 통증은 줄어들고 마침내 건강을 되찾게 됩니다.

만일 습독이 배출되지 않았다면 병의 뿌리가 영향을 받지 않고 그대로 몸속에 잠재되어 있는 상태입니다. 즉, 겉으로 드러나는 증상은 개선되었어도 속에 감추어진 병의 근원은 아직 치유되지 않은 것입니다. 그러니 열독과 냉독이 배출되었다고 해서 '이 정도면 되었다'고 만족하지 말고 습독이 완전히 배출될 때까지 부단히 노력해야 합니다. 물론 이 모든 과정을 제대로 알고 이끌어줄 수 있는 필자 같은 숙련된 사람이 반드시 필요합니다.

사실 치유를 받는 입장에서 가장 큰 문제는 통증입니다. 병으로 인한 통증도 문제지만 치유 과정에서 발생하는 통증까지 겹쳐 환자들이 더욱 힘들어 합니다. 기혈이 심하게 막힌 사람은 자침으로 인한 통증과 독기가 빠져나갈 때의 통증을 상대적으로 더 크게 느낍니다. 그래서 실제로 개선이 되고 있음에도 불구하고 통증을 견디지 못해 중도에 포기하기 쉽습니다. 한편 기혈이 너무 심하게 막혀 단단하게 굳어 있는 사람들은 실제로 독기가 빠져나가고 있어도 별다른 통증을 느끼지 못해 개선이 되고 있다는 것을 실감하지 못하는 경우가 많습니다. 그러다가 어느 정도 기혈이 풀리면 점차 자침의 통증과 독기 배출로 인한 통증을 느끼기 시작하는데 이때가 고비입니다. 치유 과정에서 심한 통증과 여러 불편한 증상들이 나타나지만 이를 참고 이겨내야 좋은 결과를 얻을 수 있습니다.

그러나 천하제일의 숙련된 자가 최고의 방법으로 치유한다 해도 통증이 너무 강하면 포기하고 싶은 게 인지상정입니다. 내일의 행복은 멀고 당장의 고통이 더 크게 느껴지기 때문입니다. 필자는 수많은 사람들을 치유하면서 이 문제에 깊은 책임감을 느끼고 해결 방법을 고민했습니다. '어떻게 하면 환자에게 직접 고통을 가하지 않고 독기를 배출할 수 있을까?' 이에 대한 해결책으로 고안된 것이 다음 장에서 자세히 알아볼 '홍지인紅紙人 싱크로케어'입니다. 이는 직접 신체에 통증을 주지 않고 기氣를 동기화하는 방법으로 혈맥을 열어주는 획기적인 방법입니다.

일반적으로 병에 의한 통증은 거의 3독三毒 때문인데, 영적으로 보면 이런 통증은 본인의 전생과 조상 대대로 쌓은 업보業報 때문이라 할 수 있습니다. 인과응보因果應報는 우주의 필연법칙입니다. 이 세상엔 공짜도 없고 우연도 없습니다. 다 뿌린 대로 거두는 것입니다. 그러므로 세상을 살아가면서 선한 일을 많이 하여 덕德을 쌓아야 합니다. 또한 알게 모르게 행하였던 허물과 죄에 대하여 용서를 구하고 진심으로 참회해야 합니다. 병을 고치려는 노력과 더불어 마음으로 참회하고 행동으로 덕을 쌓는 것이 건강을 되찾고 지키는 데 무척 중요합니다.

🪷 독소(병기病氣)의 깊이

필자는 1994년 가을에 기통氣通을 한 후 질병의 진행 경로와 막혀 있는 기혈에 대해 훤히 알 수 있게 되었습니다. 주위의 수행자들을 타통법打通法으로 기혈을 소통시켜 주기도 하고 또 직접 대면하지 않고도 원격으로 기치유를 해주기 시작한 것이 계기가 되어 오늘날 기통 심공명상으로 발전하게 되었습니다. 처음에는 타통과 원격 기치유를 주로 하였는데 그 효과가 사람마다 같지 않아서 좋은 방법이 없을까 궁리하던 끝에 부항 요법을 병행하기 시작했습니다.

구안와사로 고생하던 30대 남성을 20~30분 만에 정상으로 고쳐주고, 발가락이 마비되어 전혀 감각이 없던 50대 여성을 20여 분 만에 감각을 회복시켜 주는 등 부항 요법의 성공 사례는 이루 열거할 수 없을 정도로 많습니다. 그러나 사람에 따라 더디 낫거나 처음에는 좋아지다가 얼마 후부터는 더 이상 좋아지지 않는 등의 한계에 봉착하면서 '대체 왜 이럴까? 분명 기혈이 막힌 곳을 풀어 주었으면 정상이 되어야 하는데 왜 더 이상 낫지 않을까?' 하는 고민에 빠졌습니다.

이 문제를 해결할 방법을 찾고자 연구를 거듭하던 중 필자는 2006년에 수맥파의 영향으로 허리와 왼쪽 다리에 마비 증상이 생겨 고생을 한 적이 있었습니다. 이런 불편을 해소하기 위해 습부항, 발포부항 등을 이용하여 허리는 고쳤으나 왼쪽 다리 허벅지 부분은 완치가 되지 않고 약간의 마비감이 여전히 계속되었습니다.

어떻게 해야 마비를 완전히 풀 수 있을까 고민하던 중에 침을 사용해 봐야겠다는 강한 영감이 뇌리를 스쳤습니다. 알음귀가 열린 것입니다. 예전에 온침溫鍼*을 사용한 적이 있어 침에 대한 거부감은 없었으며, 막혀 있어 풀어줘야 할 경혈점도 알았기에 바로 동네에 있는 의료기 상사에 가서 침을 구입했습니다. 집으로 돌아와 아픈 다리의 포인트에 침을 놓았는데, 처음 피부를 뚫고 들어갈 때는 따끔하였으나 1cm 들어가고 2cm 들어가고 3cm까지 들어가도 별다른 느낌이 없었습니다.

4cm, 5cm 깊이로 찔러도 별다른 감각이 없었는데 허벅지 뼈와 근육이 만나는 골막 부위인 6cm 깊이로 들어가니 그때서야 찡하는 느낌과 함께 왼쪽 발가락 쪽으로 강력한 전기가 흐르면서 독기가 빠져나가는 것을 경험하였습니다. 침을 빼고 걸어보니 그 짧은 시간에도 불구하고 걷는 데 전혀 거북함을 느끼지 못할 정도로 회복이 되었습니다.

그 순간 필자의 머리에 번개같이 스치고 지나가는 깨달음이 있었습니다. 병기의 깊이에 대해 명확히 깨달았던 것입니다. 침은 잘만 사용하면 엄청난 치료 도구라는 사실도 새삼 깨닫게 되었습니다. 왜 옛날부터 동양의학에서 1침, 2뜸, 3약이라고 했는지 비로소 그 의미를 절감하게 되었습니다.

---

*온침(溫鍼) : 침을 꽂고 그 침대를 뜸쑥으로 감싼 다음 불을 붙여서 침혈 부위를 덥게
  하여 효과를 높이는 치료법으로 일명 '뜸침'이라고도 한다.

위의 사례뿐만 아니라 사실 필자는 20대 때부터 역류성 식도염, 십이지장궤양, 간질환 등으로 고생을 했는데, 이런 제 몸을 마루타로 삼아 여러 방법을 궁리하고 적용하여 실제로 효과를 보았던 것이 오늘날 '홍지인紅紙人 싱크로케어'와 '심공 명상'을 완성하는데 소중한 밑거름이 되었습니다.

편작扁鵲은 발해군勃海郡 막읍 사람이다. 성은 진秦이고 이름은 월인越人이다. 젊었을 때는 여관의 관리인으로 일하기도 했다. 객사에 장상군長桑君이란 자가 와서 머물곤 했는데 편작은 그를 특이한 인물로 여겨 정중하게 대했다.

장상군은 객사를 드나든 지 열흘 남짓 되었을 때 편작을 불러 '나는 비밀스럽게 전해오는 의술의 비방秘方을 가지고 있는데 이제 늙어 그대에게 전해 주고 싶다'고 은밀하게 말했다. 이 말을 들은 편작은 '비밀을 지키겠다'고 다짐했다.

그러자 장상군은 품 안에서 약을 꺼내 편작에게 주면서 '이 약을 땅에 떨어지지 않은 물에 타서 마신 뒤 30일이 지나면 사물을 꿰뚫어 볼 수 있는 능력이 생길 것'이라는 믿기 어려운 말과 함께 자신의 의서를 모두 편작에게 주고 홀연히 사라졌다.

장상군의 말대로 약을 먹은 지 30일이 지나자 담장 너머 저편에 숨어 있는 사람이 보였다. 투시력으로 환자를 진찰하니 오장 속 질병의 뿌리가 훤히 보였다. 겉으로는 맥을 짚어 보는 척했지만, 누구도 모르는 비방을 간직하고 있었다.

편작은 제齊나라로 갔다. 제 환후齊桓侯 전오田午는 편작을 빈객으로 맞아들였다. 편작이 궁정에 들어가 환후를 배알하고 '군君께서는 피부에 병이 있습니다. 지금 치료하시지 않으면 점점 깊이 들어가 중해질 것입니다'라고 하자 환후는 '과인에게는 병이 없소' 했다. 편작이 물러가자 환후는 곁에 있던 신하들에게 '의원이 이利를 탐해 병도 없는 사람을 가지고 공을 세우려 하다니'라고 말했다.

그로부터 닷새가 지나자 편작이 또 환후를 배알하고 '군의 병이 혈맥血脈에까지 이르렀습니다. 지금 치료하지 않으시면 더욱 깊은 곳까지 이를 것입니다'라고 하니, 환후는 '과인에게는 병 같은 것은 없소'라고 말했다. 편작이 물러가자 환후는 기분이 좋지 않았다.

그로부터 닷새가 지나자 편작이 또 배알하고서 '군의 병이 장腸과 위胃 사이까지 들어가 있는데, 지금 치료하지 않으시면 더 깊은 곳까지 들어가게 됩니다'라고 말했다. 그래도 환후는 대꾸도 하지 않았다. 편작이 물러가자 환후는 기분이 좋지 않았다.

그로부터 닷새가 지나자 편작은 또 환후를 배알했으나 이번에는 바라보기만 하고 물러 나왔다.

환후가 사람을 보내 그 까닭을 물으니 편작은 '병이 피부에 있는 동안에는 탕약과 고약으로 고칠 수 있습니다. 혈맥에 있을 때는 침자鍼刺나 폄법砭法으로 고칠 수 있습니다. 병이 장과 위에 있을 때는 약주藥酒로 고칠 수 있습니다. 그러나 병이 골수骨髓에까지 들어가 버리면 사명司命이라고 해도 어쩔 수 없습니다. 그런데 지금 병이 골수에 들어가 있습니다. 이 때문에 말씀드리려 하지 않은 것입니다'라고 말했다.

그로부터 닷새가 지나자 제 환후는 몸에 병이 들어 사람을 보내 편작을 불러들이려고 했으나 편작은 이미 자취를 감추어 버렸다. 마침내 제 환후는 죽고 말았다.

《사기史記》 편작창공열전扁鵲倉公列傳 중에서

위의 이야기는 중국 전국시대戰國時代 때의 전설적인 명의 편작扁鵲의 일화로 병의 깊이에 대한 이해를 높여주는 매우 중요한 기록입니다. 일화에서 알 수 있듯이 병기病氣는 피부에서 혈맥으로, 혈맥에서 오장육부로, 오장육부에서 골수(뼈)로 점차 깊어지게 됩니다. 즉, 겉에서부터 속으로 병기가 진행되어 최후에는 뼛속 골수에 병기(독기)를 비롯하여 바이러스, 세균이 침범하게 되는 것입니다.

처음에 병기(독기)가 생길 때에는 겉에서부터 시작하며 이때는 그 기운이 미약합니다. 그렇기에 사람들은 잘 느끼지 못하거나 대수롭지 않게 생각하여 그냥 넘어가는 경우가 대부분입니다. 물론 심하면 가려움, 피부병, 종기 등으로 나타나기도 합니다. 편작은 아직 병이 피부에 있을 때는 병기가 약하기에 탕약이나 고약으로 치료할 수 있다고 하였습니다. 그러나 병기는 방치하면 몸속 깊은 곳으로 들어가려는 속성을 가지고 있습니다. 물을 땅에 부으면 땅속으로 스며드는 이치와 같습니다.

피부에 있는 독기(병기)를 배출시키지 못하면 좀 더 깊은 곳인 혈맥(혈관)으로 들어가서 동맥경화, 고지혈증, 갑상선 증상 같은 순환기 또는 호르몬 계통의 질병으로 발전하게 됩니다. 지금 이런 종류의 질병으로 고생하고 있다면 더 큰 병으로 진행되기 전에 빨리 치료하는 것이 좋습니다. 병이 혈맥에 있을 때 편작은 침자鍼刺나 폄법砭法으로 치료를 한다고 하였습니다. 침은 쇠침이고 폄은 돌침입니다.

병기가 혈맥에 있을 때 치료하지 않으면 병은 더 깊이 오장육부 쪽으로 진행됩니다. 각종 암, 당뇨, 심장질환, 폐질환, 간질환, 신장질환, 소장과 대장의 질환 등이 이에 해당할 것입니다. 이때 편작은 약주藥酒로 치료한다고 하였습니다.

만약에 오장육부에 병이 발생하면 더 진행되지 않도록 신속히 치료를 해야 합니다. 이 시기마저 놓치면 더 깊은 곳인 뼛속, 골수까지 독기(병기)가 들어가서 명의인 편작도 치료하지 못한다고 하였습니다. 이 말인즉슨 약 2400년 전에 당대의 명의 편작이 '뼛속에 들어가 있는 병기는 고칠 수 없다'고 세상에 선언했다는 것입니다. 골수에까지 침범한 병은 그만큼 고치기 어렵다는 말입니다.

위의 내용을 정리하면 병기(독기)가 생겨서 '피부(표피) → 혈맥(혈관) → 오장육부 → 뼛속, 골수'로 진행된다는 것을 알 수 있습니다.

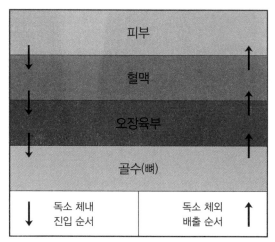

피부

혈맥

오장육부

골수(뼈)

↓ 독소 체내 진입 순서	↑ 독소 체외 배출 순서

독소가 생성되고 배출되는 단계

    그렇다면 편작의 말처럼 뼛속 골수까지 침범한 병기(독기)는 치유할 수 없을까요? 몸속 깊이 있는 독기(병기)를 몸 밖으로 배출할 수 없을까요? 결론부터 말씀드리면 이미 서문에서 밝혔다시피 저희 본 기통 명상원에서는 홍지인紅紙人 싱크로케어와 심공 명상을 통해 뼛속 골수의 독기까지 체외로 배출하여 제거할 수 있습니다. 그러므로 '홍지인 싱크로케어'는 인류의 질병 치유와 관련된 역사를 바꿀 수 있는 획기적이고 혁신적인 방법임을 자신 있게 말할 수 있습니다.

    병기(독기)를 제거하여 질병이 치유되는 과정은 병기가 침입하여 질병이 심화되는 과정과 정반대입니다. 즉, 안에서부터 시작하여 점차 밖으로 병기(독기)를 배출시켜야 합니다. 군대에 가면 개인 화기인 소총을 지급해 줍니다. 이 소총을 청소하려면 분해 후 다시 조립하는 과정을 거치는데, 분해할 때와 정반대의 순서로 조립해야만 다시 제 기능을 발휘할 수 있는 완벽한 소총이 되는 것과 같은 이치입니다.

뼛속, 골수에 있는 독기(병기)를 몸 밖으로 배출시키려면 그곳에까지 자극을 주어야 합니다. 그렇다면 어떻게 해야 정확히 자극을 줄 수 있을까요?

옛날 침은 쇠로 만들었기에 근육이 뭉치어 굳어진 곳에 자침하였다가 자칫하여 침이 부러지면 몸속에 박히는 수가 있었는데, 그 경우 파상풍으로 생명을 잃기도 했습니다. 이런 위험을 방지하기 위해 옛날의 침법은 깊이를 정해 놓을 수밖에 없었던 것이 아닌가 생각됩니다.

그러나 오늘날에는 과학이 발달하여 탄력성 있는 스테인리스 재질로 침을 만들기에 용수철처럼 돌돌 말아도 침이 끊어지지 않습니다. 따라서 근육과 뼈가 맞닿은 골막에까지 침을 찔러 넣는 데 아무런 장애가 없습니다. 하지만 골막까지 침을 찌르면 통증이 매우 커서 견디기 어려우므로 일반인들에게 권한 데는 한계가 있습니다. 그래서 환자에게 직접 침을 놓기보다는 간접적인 방법으로 똑같거나 더 나은 효과를 거둘 수 없을까 고민하며 다각도로 방법을 찾게 되었고, 그런 고민과 연구 끝에 탄생한 획기적인 디톡스 치유법이 바로 '홍지인紅紙人 싱크로케어'입니다.

☸ 독소(병기病氣)의 강도

모든 물질은 강도가 약하고 중간적이며 강한 것이 있습니다.

병기도 이와 마찬가지로 진행된 시간이 짧으면 강도가 약할 것이고, 이것이 시간이 길어지면 강도도 이와 비례하여 점점 강해진다는 것을 쉽게 알 수가 있습니다.

인체에서 자세히 살펴보면 신생아 같은 경우에는 독소의 생성 시간이 짧기 때문에 강도가 약할 수밖에 없습니다. 그러므로 깊이가 깊은 곳에 있는 독소를 해결할 수 있는 방법이 있다면 쉽게 독소를 풀어내어 건강을 회복할 수가 있습니다.

암세포 같은 경우에는 독소가 깊은 경우가 있고, 진행된 기간이 몇 년밖에 되지 않아 강도가 중간인 정도도 많이 있습니다. 그러나 성질이 아주 고약해서 사람 생명에 직접적인 영향을 주기 때문에 무서운 것입니다.

이것도 깊은 곳에 있는 독소를 해결하면 강도가 약한 암세포를 없애는 것은 그렇게 어려운 문제가 아닐 것입니다.

독소의 강도가 강한 것은 앞에서 설명했듯이 오랜 시간을 통해 진행된 병입니다. 중풍이나 치매 등이 이런 경우에 해당하는데 다행히도 생명에 끼치는 영향은 적기 때문에 오랜 시간 진행이 될 수가 있는 것입니다. 즉 진행 시간이 오래된 병은 독소의 강도가 강하므로 시간과 정성이 오래 걸릴 수밖에 없습니다.

인체에서 병의 원인을 없애기 위해서 독소를 제거 및 배출해야 하는데 독소의 깊이와 강도에 대한 지식이 있어야 합니다.

이 독소의 깊이와 강도에 대한 해결책만 있다면 웬만한 병들은 치유가 가능할 것입니다.

🏵 아파야 낫는다

앞에서 살펴보았듯이 병기가 골수에까지 미쳐 있다면 치유 과정은 병의 진행 과정과는 정반대로, 가장 깊은 부위인 골수에서부터 시작되어야 합니다. 즉, 골수에서 오장육부로, 오장육부에서 혈맥으로, 혈맥에서 피부로 차례대로 독기를 풀어내야 합니다. 이러한 과정에서 그동안 병이 진행되면서 겪었던 통증이나 증상이 시간을 되돌려 하나하나 다시 발생하는데, 우리는 이런 현상을 '호전반응好轉反應' 또는 '명현현상瞑眩現象'이라고 합니다. 서양과학의 '작용과 반작용의 법칙'에 빗대어 설명하자면, 인체에 쌓여 있던 독소가 이런 작용을 통해 해독되어 배출되는 과정에서 반작용으로 통증이 나타난다고 할 수 있습니다.

우리 전통의학 격언에 '통痛이 통通이다'라는 말이 있다. 해석하면 '아프면 뚫린다'는 의미다.

질병은 결국 인체의 독소나 노폐물이 배출되지 못해서 생긴다.

이때 통증은 이런 노폐물과 독소가 정체된 곳이 뚫려 외부로 배출되면서 발생하는 현상으로 오히려 질병 치료에 도움이 된다는 것이다. 이런 견지에서 한의학에서는 나병이 무서운 이유를 아픔을 느끼지 못하기 때문이라고 했다.

전통적인 나병 치료는 환자의 아픔을 회복시켜줌으로써 증상을 완화하는 것이 기본이었다.

즉 아픔이 너무 적다면 그 회복 역시 더딘 것이며, 아픔을 느끼게 해줌으로써 오히려 회복의 길을 열 수 있는 셈이다.

– 《반갑다 호전반응》 중에서

3독(열독 · 냉독 · 습독)이 빠져나가는 현상은 몸의 바깥쪽인 피부나 혈맥의 경혈을 소통시켜 독소를 빼내는 단계, 즉 병이 깊지 않을 때 더욱 반응이 확실하게 발생합니다. 병세가 깊어 골수와 오장육부의 독기가 풀려 나올 때에는 오히려 치유의 반응이 적을 수 있습니다. 따라서 병세가 깊을수록 시간을 가지고 단계별로 독소를 배출하는 꾸준한 노력과 인내심이 절대적으로 필요합니다. 왜냐하면 깊은 병일수록 체내의 독소들이 지하수처럼 많고 또 독기가 뭉쳐 있는 강도가 단단하기 때문입니다.

많은 수행자들이 호소하는 어려움 중의 하나는 수행을 해도 몸이 아프고 병에 걸린다는 것입니다. 하지만 올바르게 수행을 해나가는 과정에 통증이 나타나는 것은 어쩌면 당연한 현상입니다. 살면서 오랜 세월 동안 쌓인 병기가 몸속 깊은 곳에서 하나씩 풀려

나오는 과정에서 그것이 골수에 있을 때는 뼛속이 아프고 오장육부, 혈맥, 피부로 빠져나오면서 통증 등의 여러 증상으로 다시 나타나기 때문입니다.

위에서 설명했듯이 신체의 층위별로 깊은 곳에서부터 독기가 서서히 풀려나가는 것이기 때문에 인내심을 가지고 꾸준히 지속적으로 병기를 배출해 나가야 합니다. 치유 효과가 강할수록 강한 통증이 발생할 것은 자명합니다. 그리고 막 태어났을 때처럼 기혈이 막힌 곳이 없는 순수한 상태가 되기 전까지 병기病氣는 끊임없이 계속해서 배출될 것입니다.

허준의 《동의보감》 잡병편雜病篇을 보면 '통즉불통 불통즉통通則不痛 不通則痛'이라는 말이 나옵니다. 막힌 것을 통하게 해주면 아픈 것이 없어지고, 막혀서 통하지 아니하면 통증이 생긴다는 뜻입니다. 사람의 신체는 기운을 담는 그릇이라 막힌 기혈을 풀수록 천지의 기운과 소통이 됩니다. 이것은 사람의 몸이 무한한 잠재력을 가졌기 때문입니다.

캐나다 퀸즈 대학교의 철학 교수 크리스틴 오버롤Christine Overall은 그의 저서 《평균 수명 120세, 축복인가 재앙인가》라는 책에서 의식주의 풍족함과 의학의 발달로 가까운 미래에 인간의 평균 수명이 120세까지 늘어나게 될 것이라고 했습니다. 하지만 몸과 마음이 아프면서 오래 살게 되는 것은 재앙이라고 이야기하고 있습니다.

다가오는 장수 시대에 병기의 세 가지 형태인 열독, 냉독, 습독을 몸속 깊은 곳에서부터 배출해 낸다면 삶을 마감하는 날까지 건강하고 행복한 생활을 할 수 있을 것입니다. 건강하게 살다가 고통 없이 눈감을 수 있다면 이것은 많은 사람들이 바라는 축복받은 임종, 행복한 임종일 것입니다.

그래서 제 슬로건 중 하나는 '건강하게 죽자'입니다.

02 ｜ 수맥파

🌳 수맥파水脈波란?

어떤 사람이 아파서 고생하다가 이사만 하였는데도 건강을 되찾았다는 이야기나, 강한 수맥 때문에 땅의 기운이 너무 세서 아무도 살지 못하는 흉가 이야기 등은 한 번쯤 들어보았을 겁니다. 원인을 모르는 채로 몸이 아픈 사람들의 집을 보면 수맥이 흐르고 있는 경우가 매우 많습니다. 수맥은 땅속을 흐르는 물줄기인데 대지의 고유한 진동파를 변조, 증폭시켜 인체에 악영향을 끼칩니다.

수맥파는 극저주파로 수직 방향으로 작용하고, 어떤 물질도 투과하며, 그 파동이 미치는 거리는 사실상 무한대라고 합니다. 수맥파가 수직으로 무한대로 작용한다는 것은 아파트 같은 고층건물에서도 피할 수 없다는 뜻입니다. 특히 활동 중일 때보다는 잠들어 무방비 상태일 때 몸은 수맥파의 영향을 훨씬 더 크게 받습니다. 제 경험상 암, 당뇨, 심장병 등으로 고생하는 환자들 중에

이 문제에서 자유로웠던 사람은 거의 없었습니다.

아기들은 순수한 상태이므로 자연의 기운에 매우 민감하여 잠을 자면서도 본능적으로 기운이 좋은 곳으로 이동합니다. 처음에 잠을 재울 때와 아기가 잠에서 깨어날 때의 위치가 다른 것은, 그 아기가 수맥파와 같은 유해 파장의 스트레스를 피하여 자기와 기운이 맞는 자리로 굴러 이동한 것으로 볼 수 있습니다. 그러므로 아기가 잠자는 중에 자리를 이동하면 굳이 원래 자리로 옮기기보다는 편안히 자고 있는 곳에 잠자리를 봐주는 게 좋습니다.

요즘은 아기를 아기침대에 재우는 경우가 많은데, 이 경우 구를 수 있는 공간이 없어 만일 침대가 수맥 위에 놓여 있다면 그 아기는 잠자는 내내 수맥파의 영향에 그대로 노출됩니다. 수맥 위에서 생활한 아기가 병들 확률이 높다는 연구 결과도 있습니다. 본인이 수맥에 대해 잘 알지 못하더라도 현명한 부모라면 아기침대의 위치에 따라 아기가 잠자는 모습이나 깨어난 후의 상태를 살펴 그 위치를 적절히 옮겨줄 필요가 있습니다. 사람보다 민감한 개도 기운이 좋은 곳을 찾아 쉬거나 잠을 자는 습관이 있으므로 이것을 참고하면 도움이 될 것입니다.

수맥에 관한 이런 이야기는 과학적으로 완전히 검증되지 않아서 그저 초자연적 현상이나 미신으로만 생각하는 사람들도 있습니다. 하지만, 1933년에 결성된 영국수맥협회[BSD: British Society of Dowsers](https://britishdowsers.org)와 1961년에 결성된 미국수맥협회

ASD : American Sociery of Dowsers(https://dowsers.org) 등 세계 각국에서는 이미 수십 년 전부터 수맥협회가 결성되어 인류가 수맥의 해로운 영향에서 벗어나 건강한 삶을 살 수 있도록 다양한 연구를 해오고 있습니다. 일본도 이미 30여 년 전부터 수맥에 대한 연구를 활발히 진행해오고 있습니다.

🏵 수맥파의 악영향

이제 수맥이 사람들에게 과연 어떤 영향을 미칠 수 있는지 연구 자료를 통해 살펴보겠습니다.

스위스 아라우의 아동병원장인 제니 박사Dr. E. Jenny는 수년간 쥐를 대상으로 수맥의 영향을 실험하였는데, 전체 면적의 반은 수맥을 차단하고 나머지 반은 수맥을 차단하지 않은 실험실 창고에서 쥐를 키웠습니다. 1934년부터 1940년까지 번식시킨 결과 8,000여 마리가 되었는데, 잠을 잘 때 약 80%(6,434 마리)의 쥐들은 수맥을 차단한 구역에서 잤고 약 20%(1,626 마리)의 쥐들만 수맥을 차단하지 않은 구역에서 잤다고 합니다. 수맥을 차단하지 않은 절반의 구역도 그 전체 면적이 수맥파의 영향을 받는 것은 아니란 점을 감안하면 거의 대부분의 쥐들이 본능적으로 수맥을 피해 잠을 잔 것임을 알 수 있습니다.

네덜란드의 지질학자이자 생물기상학자인 트롬프 박사Dr. Solco

Walle Tromp는 수맥파에 관한 연구와 실험을 통해 '수맥파는 지구 전자기장의 활동으로 인해 실제로 발생하는 현상'임을 밝혀냈습니다. 그는 1968년 유네스코에 제출한 수맥 탐사 보고서에서 '탐사자는 수맥파 위에서 몸 전체로 반응을 느끼며, 혈압과 맥박이 상승한다'라고 발표했습니다. 수맥파는 한 방의 KO 펀치는 아니지만 쉼 없는 잔 펀치에 비유할 수 있습니다. 깨어 있는 상태에서 혈압과 맥박을 상승시킬 정도면, 잠든 상태에서는 얼마나 큰 영향을 미칠까요? 수면 중에는 모든 생체리듬이 느려지고 감각반응이 둔해지면서 휴식과 안정을 통해 피로를 풀고 에너지를 재충전합니다. 그런데 수맥파가 혈압과 맥박을 상승시키면 제대로 휴식을 취할 수 없어 아무리 잠을 자도 피로가 풀리기는커녕 오히려 더 쌓여 몸은 천근만근이 될 것입니다. 매일 밤 이런 곳에서 잠을 잔다면 그리고 그런 시간이 오래 누적된다면 누구라도 병에 걸릴 수밖에 없을 것입니다.

위에서 소개한 사례 외에도 수맥이 인체에 미치는 영향에 대한 연구는 무수히 많습니다. 분명한 것은 인체의 약 70%가 '물'이기 때문에 수맥파는 사람의 몸, 특히 혈액 순환에 큰 영향을 끼칩니다. 한 개인의 질량(체중)에 비해 수맥파의 세기가 비교할 수 없을 정도로 크고 지속적이기 때문에 이 에너지 파장에 인체의 파동이 눌리게 됩니다. 수맥파가 단단한 콘크리트 건물에도 균열을 일으키는 것을 보면 인체에 끼치는 영향이 어느 정도일지 짐작할 수 있을 것입니다.

또한, 지표면 아래에 흐르는 물의 온도는 13~14℃ 정도로 사람의 평균 체온인 36.5℃에 비해 차갑습니다. 수맥에 장시간 노출되면 사람의 몸은 수맥의 저온에 지속적으로 영향을 받아 체온이 떨어지게 됩니다. 더 위험한 것은 강한 수맥파로 인해 수면의 리듬이 방해를 받아 잠을 자는 내내 스트레스를 받게 되는 것입니다. 수맥의 이런 부정적인 영향들로 인해 많은 사람들이 고통받고 있습니다. 불면증, 악몽, 두통, 만성피로, 집중력 장애, 학습 장애, 정신질환, 생리불순, 불임 또는 유산, 기형아 출산, 심장병, 뇌졸중, 암 등 수맥으로 인한 병증도 다양합니다.

평소 생활할 때는 거의 느끼지 못할 정도로 수맥파의 세기가 미약할 수도 있습니다. 처음에는 무시할 정도일 수도 있습니다. 그러나 무서운 것은 낙숫물이 댓돌을 뚫듯이 수맥파의 영향이 지속적이고 누적된다는 점입니다. 따라서 장기간 지속적으로 수맥파의 스트레스를 받다 보면 시간이 지날수록 점점 더 큰 병으로 진행될 가능성이 많아집니다.

스트레스는 활성산소*를 만들어내는 주요한 원인이며, 현대인

---

*활성산소(oxygen free radical) : 호흡을 통해 체내에 들어온 산소의 산화 과정에서 생성되는 변형된 산소를 말한다. 환경오염, 화학 물질, 자외선, 혈액 순환 장애, 스트레스 등으로 산소가 과잉 생산된 것으로 산화력이 강하다. 활성산소가 과다하면 생체조직을 공격하고 세포에 손상을 입혀 생리적 기능 저하, 노화를 촉진할 뿐만 아니라 암, 당뇨, 뇌졸중 같은 각종 질병과 돌연변이를 유발한다. 강한 살균 작용으로 병원체로부터 인체를 보호하는 순기능도 있다.

들의 고질병인 성인병의 약 90%가 바로 이 활성산소 때문에 발생한다고 합니다. 수맥파는 인체에 지속적으로 스트레스를 가함으로써 체내에 활성산소를 증가시킵니다. 낮에 업무나 활동으로 쌓인 스트레스를 밤에 숙면을 통해 해소해야 건강을 유지할 수 있는데, 수맥 위에서 자는 사람은 스트레스가 풀리기는커녕 사실상 24시간 365일 스트레스에 시달리는 셈입니다. 실제로 암 같은 중병에 걸린 사람들과 수맥파와의 연관성을 조사하여 보니 무관한 사람이 거의 없었습니다.

수맥과 질병은 밀접한 상관관계가 있습니다. 병을 치유하기 위해서는 먼저 수맥파를 해결해야 합니다.

가장 쉬운 방법은 집이나 사무실의 수맥파를 차단하는 것입니다. 아니면 자신과 궁합이 잘 맞고 기운이 좋은 곳으로 거처를 옮겨야 합니다.

수맥파를 피하는 것은 육체와 정신의 건강에 아주 중요합니다. 엄마 배 속에 있는 태아는 자기 저항력이 부족하여 수맥파에 더 쉽게 영향을 받을 수 있기 때문에 임산부의 경우에는 특히 주의해야 합니다. 건강한 부모 사이에 태어났어도 선천적으로 기형, 장애 또는 질병이 있는 신생아들은 수맥파가 그 원인일 가능성이 높습니다.

🏵 수맥 진단

무슨 일이든 첫 단추를 잘 꿰어야 하듯이 수맥 치료에 있어서 가장 중요한 것 또한 진단입니다. 애초에 진단이 잘못되면 제대로 된 처방이 나올 수 없습니다. 일반적으로 수맥을 진단하기 위해 L 로드나 펜듈럼을 사용하는데, 이 경우 측정자(진단자)의 마음이 집중되지 않은 상태에서는 오류가 발생할 수 있습니다.

또 측정자의 의도에 따라 L로드나 펜듈럼의 움직임을 조작할 수도 있습니다. L로드나 펜듈럼은 우리 몸을 통해 감지된 수맥파를 눈으로 알아볼 수 있게 표현하는 방법이지 그 기구들 자체가 수맥을 감지하는 것은 아닙니다. 관건은 기운을 그대로 감지하고 전달하는 기통氣通된 몸과 사심 없는 마음입니다. 따라서 L로드나 펜듈럼을 사용해 진단을 하더라도 수행을 통해 기통을 하고 마음의 집중력을 높이면 사심이 작용하지 않은 순수한 몸과 마음으로 정확히 수맥을 감지할 수 있을 것입니다.

뒤에서 소개할 기통 심공 명상수행을 꾸준히 하면 L로드나 펜듈럼에 의지하지 않고도 자기 스스로 정확하게 수맥을 진단할 수 있습니다. 기를 통해 수맥을 진단하면, 측정자와 그 대상인 장소 사이에 거리가 얼마나 떨어져 있든 상관이 없고 주소만 알면 원격으로도 해당 장소의 수맥을 정확히 진단할 수 있습니다.

필자는 기구를 사용하지 않고도 수맥이 어떤 방향으로 몇 개가 흐르는지, 그 폭과 강도가 어떤지를 판단하여 어디를 피해야 하고 또 어디에 잠자리를 두어야 하는지를 판별해 주고 있습니다. 또한 필자한테 배운 제자들도 이런 능력을 갖추어 실생활에 활용하고 필요한 사람들에게 도움을 주고 있습니다.

수맥파가 없다고 해서 그 땅기운이 무조건 좋은 것은 아닙니다. 수맥파가 없고 땅기운이 좋은 명당 자리도 있고 수맥파가 없어도 땅기운이 안 좋은 흉한 자리도 있습니다.

그러므로 땅기운이 좋은 명당을 원한다면 수맥파뿐만 아니라 땅기운 자체의 기운도 체크를 할 줄 알아야 합니다. 땅기운 자체의 기운을 체크하기 위해서는 본 기통 명상원에서 심공 수련을 하여 경지에 올라가게 되면 할 수 있습니다. 그리고 수맥파를 차단하고 땅기운을 높여주는 것으로 '안생'이란 제품이 있는데 지난 십수 년 동안의 임상으로 그 효과는 입증이 되었습니다.

수맥파가 흐르고 땅기운이 좋지 않을 때 좋은 곳을 찾아서 이사를 가야 하지만 그렇지 못한 경우에 사용하게 되면 좋은 결과를 얻을 수 있을 것입니다.

🏵 수맥파와 지기地氣

지기는 땅의 기운입니다.

땅의 기운에 따라서 자라는 식물과 동물들이 다릅니다.

사막 식물에는 선인장, 알로에 등이 있고 열대우림에는 잎이

넓은 나무들이 많으며 추운지방일수록 침엽수 등 상록수가 많습니다.

아프리카에는 얼룩말, 사자, 기린 등이 있고, 아시아에는 호랑이, 곰 등이 있습니다.

사람들도 황인종, 백인종, 흑인종으로 분류가 되는데 아프리카에는 흑인종, 유럽은 백인종 그 외 아시아 및 아메리카, 오세아니아주에는 황인종이 주로 살고 있는데, 햇빛을 강하게 받고 약하게 받느냐에 따라 피부색이 짙고 옅음의 차이만 있을 뿐 그 지역에 따라 피부색이 다른 것을 알 수 있습니다.

우리나라에서도 영남인, 호남인, 충청인, 함경도인, 평안도인, 경기도인, 황해도인, 강원도인, 제주도인들에게 각기 다른 언어의 체계와 표현법이 있으며, 발달된 음식도 지역에 따라 다르다는 것은 잘 알고 있는 사실입니다.

이렇듯 좁게 보면 우리가 살고 있는 집마다 지기들이 좋고 나쁜 것들이 있을 수가 있습니다. 지기가 좋은 집이나 사무실에서 활동하면 건강하고 하는 일들이 잘되겠지만, 그렇지 않고 지기가 나쁜 집이나 사무실에서 활동하면 짜증이 나고 건강을 잃어 하는 일도 잘 안 되는 경우가 많습니다.

그러므로 건강하고 하는 일들이 잘되는 지기가 좋은 집과 사무실을 찾아가고, 그렇지 못한 경우에는 좋지 않은 지기를 좋은 지기로 환원시켜 주는 것이 좋습니다.

정리를 하면 수맥파장을 중화하고 나쁜 지기를 좋은 지기로 환원하는데 있어서 필요한 것이 있는데 기존에 이에 대하여 많은 제품들이 있습니다.

저희는 안생安生*이란 제품으로 그 효과를 충분히 내고 있습니다.

이것을 집이나 사무실 필요한 곳에 설치를 하면 몸의 컨디션이 좋아지고 건강이 회복되는 것을 체험할 수 있으며, 몸이 안정화되어 하는 일에도 집중력이 좋아져서 잘 풀리는 것을 체험하게 될 것입니다.

---

*안생(安生) : 40여 가지의 광물질로 만들어진 제품

氣通의 神祕
기통의 신비

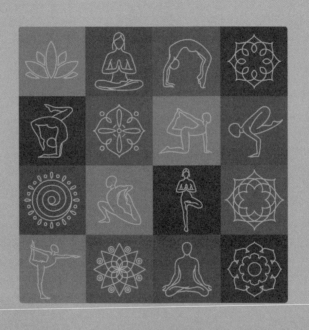

제 3 장

홍익 기통 테라피

01 수도꼭지 이론

2장의 독기 편에서 3독과 독소의 깊이와 강도에 대하여 살펴보았듯이 인체가 건강하기 위해서는 독소들을 몸 밖으로 배출하여 제거시켜야 합니다.

자연에서 물은 높은 데서 낮은 데로 흘러야 하는데, 댐을 막으면 물이 흐르지 못하고 고여 있게 되는 것이 인체에서는 기혈을 막는 것과 같은 현상이라고 할 수 있습니다.

수도를 수십 년 사용하다 보면 수도꼭지, 수도관, 물탱크 등에 물때도 끼고 녹도 슬고 이상한 물체가 빠져 있는 경우가 있는 것을 경험하였을 것입니다.

이 오염된 물탱크나 수도관 등을 청소하기 위해서는 수도꼭지를 잠가놓고 막혀 있는 상태에서 하게 되면 수도관이나 물탱크는 오염 물질로 인하여 엉망진창이 될 수가 있습니다. 그러므로 수도관을 청소하기 위해서는 수도꼭지를 열어놓고 해야 오염 물질들이 밖으로 배출되면서 청소가 깨끗이 잘될 것입니다.

인체도 이와 마찬가지로 내장, 혈관, 림프관, 손가락, 발가락 등 많은 부분에 이물질이 생겨서 기혈이 막혀 통증이나 병으로 고생을 할 수가 있습니다.

수도관에서 수도꼭지를 열어서 청소를 해야 하듯이 인체에서도 수도꼭지에 해당되는 부위인 손가락, 발가락부터 풀어주면서 케어를 하면 보다 쉽게 독소들이 몸 밖으로 배출되어 건강이 회복되는 것을 경험하게 될 것입니다.

위 내용을 간단한 도표로 정리하면 다음과 같습니다.

수도	사람
물탱크	몸통(오장육부)
수도관	혈관, 림프관
수도꼭지	손 끝, 발 끝(1순위)
물때, 녹물, 이물질 등	독소, 셀룰라이트 (질병과 통증의 원인)

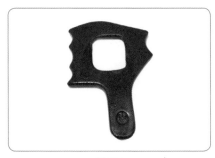

통조타

손과 발을 통조타로 마사지 해주면 좁쌀 같은 것들이 드르륵 드르륵 소리를 내면서 걸리는 것이 있는데 이를 '셀룰라이트'라고 합니다. 이것을 다 풀어주어야 하는 것은 당연합니다.

즉, 독소 덩어리이기 때문입니다.

마사지 해주는 순서와 방법으로는 손가락을 하나하나 $360°$ 전체를 충분히 해주고 손바닥과 손등도 전체적으로 해줍니다. 셀룰라이트가 사람들마다 있는 곳이 다르므로 각자 개인에 맞춰서 해야 합니다.

그러면 독소들이 나갈 수 있는 통로가 열려서 체내에 쌓여 있던 독소들이 하나씩 풀어져서 배출이 됩니다.

발도 이와 마찬가지로 합니다.

발가락을 하나하나 $360°$ 전체적으로 '통조타'로 마사지를 해주고 발바닥, 발등을 골고루 밑으로 쓸어내듯이 마사지를 해줍니다. 손과 발을 충분히 마사지하여 풀어준 후 홍익 기통봉을 사용하면 효과가 더 커지는 것을 체험하게 될 것입니다.

02 홍익 기통법의 장점

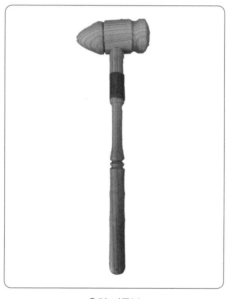

홍익 기통봉

앞에서 설명하였듯이 손·발 마사지와 홍익 기통봉 사용은 누구나 할 수가 있습니다.

이것의 주목적은 '자가 치유'입니다. 궁극적으로 자기의 병은 자기가 고치는 것입니다.

지금까지 누군가가 고쳐주길 원하는 피동적인 치료법을 사용하였다면 이제부터는 '내 병은 내가 고친다'라는 주동적인 의식을 가지고 고치는 방법을 공유하고자 합니다. 나 이외에 다른 사람들은 결국 조언자나 조력자에 불과합니다.

뼈가 부러지고, 살이 찢어지는 것들은 당연히 병원에 가서 치료를 받아야 합니다. 여기서 '내 병은 내가 고친다' 라는 것은 독소로 인하여 생긴 통증이나 질병 등을 말하는 것입니다.

이렇게 하면서 한의원이나 병원 등의 치료법을 병행하면 치료 효율이 더 높아지는 것은 당연합니다.

그럼 손·발 마사지와 홍익 기통봉 사용으로 인하여 어떤 효과를 볼 수 있는지 살펴보겠습니다.

기가 막히면 독소가 쌓이고 이 독소들은 DNA를 손상시키게 되어 있습니다. DNA가 손상되면 근육세포가 손상되어 굳어가게 되는데 이렇게 되면 근육이 잡고 있던 뼈가 변형됩니다.

손가락, 발가락이 변형되고 기타 손등, 손바닥, 발등, 발바닥을 비롯하여 몸 전체적으로 뼈가 틀어지는 현상이 부분적으로 생기는 경우가 있는데, 이처럼 틀어진 뼈를 바로 잡기 위해서 어떻게 해야 할까요?

이론은 간단합니다.

앞부분과 같이 나빠지게 한 것들의 순서를 반대로 하면 됩니다.

틀어진 뼈를 잡으려면 굳어 있는 근육을 풀어야 하고 굳은 근육을 풀어내리려면 손상된 DNA를 복원해야 합니다. 손상된 DNA를 복원시키려면 독소를 배출시켜 기를 소통시키면 됩니다.

손·발 마사지와 홍익 기통봉을 사용하는 것은 독소를 배출시켜 기를 소통시키는 것에 목적이 있습니다. 독소가 배출되어 기를 소통시키면 당연히 통증이 줄어들고, 몸이 편안해지는 것을 경험하게 됩니다.

기존에 수지침이나 발을 관리하는 곳에서는 반사구 요법으로 치료하는데, 손·발 마사지와 홍익 기통봉은 앞에서도 설명하였듯이 기의 흐름을 막은 독소들을 하나하나 해체하여 배출시킴으로써 기의 흐름을 원활하게 소통시켜 변형된 뼈들도 회복시킬 수 있는 큰 장점을 가지고 있습니다.

03 │ 손 홍익 기통법의 효능

① 손가락 마비

손가락이 마비되었으면 그 손가락 손톱 밑부분을 사혈침으로 구멍을 낸 후 반대편 손으로 짜주듯이 밀면 피가 나오는데 이때 혈관 속에 공기(에어)가 차 있으면 물총 쏠 때 물이 나가듯이 피가 앞으로 쭉쭉 뻗어 나갑니다. 수차례 반복해서 공기가 다 나오면 피가 둥글둥글하게 맺히는데 이때 멈춥니다.

그 다음에 통조타로 손 끝부분부터 차례로 풀어줍니다.

(동영상 참고 : 유튜브 기통 명상원 https://youtu.be/EaoU3aesaHg)

마사지를 하기 전에 마사지를 할 부분에 크림이나 오일을 바르고 해주면 통증이 덜하고 지속적으로 하였을 때 생길 수 있는 찰과상을 예방할 수 있습니다.

손톱 부분의 첫 번째 마디를 풀고, 두 번째와 세 번째 마디를 풀어주는데 이때 손가락을 마사지 할 때 유별나게 아픈 부위가 있다면 그 부분의 아랫부분을 다시 풀어주면 효과를 높일 수 있습니다.

손가락이 마비되면 된 것만큼 시간과 노력이 비례하니 꾸준히 해주면 효과보는 것을 스스로 느낄 수 있습니다(간단한 것은 3~5회 정도를 한 번, 5분 정도만 소요하여도 확연히 효과를 볼 수도 있습니다).

마사지 할 때의 힘은 본인이 느끼기에 통증을 참을 수 있는 세기만큼 하면 됩니다. 절대로 아플 정도로 세게 하지 않아야 합니다(거부감이 없을 정도로).

② 상지정맥(손등의 혈관이 부풀어 오르는 것)

하지정맥이란 말은 있어도 상지정맥이란 말은 없습니다.

하지정맥은 발에 있는 혈관들이 부풀어 오른 것입니다. 발은 하ㅏ 해서 하지, 손은 상ㅗ을 써서 상지라 할 수 있습니다. 그런데 요즘 손등의 혈관들이 불뚝불뚝 튀어 오른 것을 보고 남자의 상징이니 하면서 부러워하는 경우가 있는데, 이것은 손으로 갔던 동맥이 되돌아 정맥을 통해 심장으로 가는데 혈관이 막혀서 압력이 차 부풀어 오른 것입니다. 이미 손등의 혈관이 부풀어 오른 것은 손의 아랫부분인 손가락의 모세혈관이 많이 손상되어 있는 것입니다.

손등이 부풀어 오른 상지정맥을 본인이 완화시키는 방법에 대해 알아보겠습니다.

앞의 손가락 마디 부분에서 마사지하던 방법을 충분히 해주고

난 후 손바닥과 손등도 골고루 마사지를 해주면 됩니다. 이때 손등의 뼈와 뼈 사이에 있는 부분도 풀어 주는 게 좋습니다.

증상이 가벼운 사람은 1~2회(1회 5분 정도) 정도만 하여도 눈에 띄게 변화를 일으키는데 그렇다고 전반적으로 다 좋아진 것은 아닙니다.

일단 그 부위에 있는 것만 풀어냈기 때문에 다른 곳에 있던 것들도 차근차근 풀어줘야 합니다. 그것은 시간이 나는 데로 꾸준히 하면 자연적으로 손등이 부풀어 오르던 것이 없어지고 손등도 혈색이 살아나면서 예뻐지는 것을 반드시 체험하게 될 것입니다.

손의 색깔이 하얗거나 노란색이면 혈액이 부족한 것이고, 검붉은 색이면 혈액 순환이 원활하지 않고 혈액 속에 산소가 부족한 것입니다.

③ 손목터널증후군

손목터널증후군은 손목 관절에 문제가 있는 것입니다.

그런데 이것도 풀어내려면 손가락과 손바닥, 손등을 충분히 마사지하여 풀어줘야 합니다.

앞의 손가락 마디와 상지정맥을 통조타로 충분히 마사지를 한 후에 손목의 관절 주위 부분도 마사지를 해줍니다. 그래서 막혀 있는 것이 풀어지면 손목을 돌려도 부드럽고 편안하게 됩니다.

마사지를 한 후, 홍익 기통봉으로 손가락 끝부터 손바닥, 손등부터 손목 관절까지 타통을 하면 안 좋은 게 풀어지는 곳에서는 전기감을 경험하게 되는데 이는 몸속에 차 있던 열독이 풀어지는 현상이므로 걱정하지 않아도 됩니다.

이 열독이 풀어진 것만큼 뭉쳐 있던 냉독이 같이 풀어지게 되어 있습니다. 그리고 습독이 풀어지게 되므로 열독이 나가는 것을 즐길 필요가 있습니다. 이 열독들이 어느 정도 나가면 열독의 나가는 세기가 약해지면서 점차 없어지는데 이것이 정상으로 가는 과정입니다.

④ 엘보 통증

엘보는 테니스 엘보와 골프 엘보가 있습니다.

팔꿈치 관절을 잡아주는 근육에 문제가 있는 것인데 앞에서도 설명하였듯이 근육에 문제가 있는 것은 DNA의 변형에 있고, 이는 독소의 뭉침 즉 기가 막힌데 있습니다.

이 근육을 풀려면 독소를 먼저 배출하여 기를 소통시켜야 합니다.

앞의 ①∼③번을 충분히 해주고 난 후 팔뚝을 통조타로 마사지 해주고 홍익 기통봉으로 타통을 시켜주면서 통조타로 아픈 부위 주변을 마사지 해주면, 그 곳에 있던 독소들이 손가락을 통해서 빠져나가므로 통증은 줄어들면서 정상적으로 회복이 됩니다.

⑤ 어깨 통증

지금까지 ①∼④번을 하였다면 이미 웬만한 어깨 통증은 해결이 된 경우가 많습니다. 분명히 어깨는 하지도 않았는데 어깨가 좋아져 있는 것입니다.

①~④번까지 손 마사지와 홍익 기통봉을 이용하여 팔꿈치에서 어깨 부위를 집중적으로 골고루 타통을 시켜주면 전기감 즉, 열독이 나가는 부위는 그만큼 효과를 빨리 볼 수 있습니다. 그러면 그 지긋지긋했던 어깨 통증이 해결되어 있는 것을 알게 될 것입니다.

단, 한 군데만 집중해서 타통을 많이 하면 타박통으로 고생할 수 있음을 꼭 기억하길 바랍니다.

⑥ 경추 통증

①~⑤번의 어깨 통증까지 하였으면 경추는 이미 많이 풀어져 있을 것입니다. ①~⑤번을 하고 통조타로 목 뒤를 마사지 해주고, 홍익 기통봉으로 목을 두들겨 주면 효과를 보게 될 것입니다.

⑦ 두통

①~⑥번을 하면 머리를 아프게 했던 두통이 좋아져 있음을 느낄 수 있을 것입니다. 두통은 보너스로 좋아지는 경우가 무척 많습니다.

그리고 머리 전체를 골고루 손바닥으로 타통을 시켜주면 효과가 더욱 좋습니다.

⑧ 심장마비 예방

12경락 중에 수소음심경 중에 소해혈이 있는데 이곳을 타통봉으로 타통하여 열독(전기감)이 다 나가면 심장마비의 위험으로부터 벗어날 수 있습니다.

오른쪽, 왼쪽 다 해주기 바랍니다. 무척 중요한 곳이니 꼭 해주길 당부합니다. 그러면 심장마비의 위험으로부터 벗어날 수 있습니다.

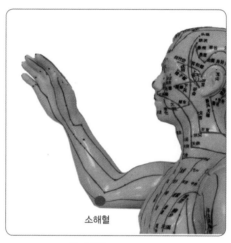

소해혈小海穴(인체 경혈도 모형)

04 발 홍익 기통법의 효능

① 족저근막염

발바닥 근육에 독소들이 많이 생기면 막에 염증이 생겨 통증이 나타나 걷는데 많이 불편합니다.

이 족저근막염이 생기게 한 독소들을 배출시키려면 우선적으로 발바닥보다 아랫부분인 발가락의 독소(셀룰라이트)를 풀어줘야 합니다. 발가락을 사혈침으로 자침한 다음에 통조타로 발가락을 하나씩 360° 골고루 마사지를 해주고 발바닥도 해주면, 독소를 배출하는 길이 열리면서 족저근막염의 통증이 줄어들어 자연스럽게 치유가 되는 것을 알 수 있습니다.

② 하지정맥

심장에서 동맥을 통해 피를 전체적으로 보내면 다시 정맥을 통해서 심장으로 돌아와야 하는데 정맥혈관이 막혀 고무풍선처럼 부풀어 오른 것입니다.

이는 발가락 끝의 모세혈관들이 막히면 심장으로 되돌아가는 힘이 약해지면서 혈관에 압력이 차오르며 부풀어 오른 것이므로 통조타로 앞의 ①번처럼 발가락, 발바닥을 마사지 해주고, 발등과 발목도 마사지를 해준 후 홍익 기통봉으로 부풀어 오른 혈관을 톡톡 두들겨 주면 독소가 발가락을 통해 나갈 것은 나가는데 혈관 위로 튀어 나와 피부색이 시커멓게 변하기도 합니다. 이는 체내에 있던 독소가 빠져나온 흔적으로 독소가 빠져나오면 피부색이 건강한 색으로 돌아오는데 이때 정맥 혈관도 정상이 되어 갑니다. 꾸준히 하면 한 달 이내에도 큰 효과를 볼 수 있습니다.

③ 무릎 관절 통증

무릎 관절염 등으로 통증이 있는 경우에는 앞의 ①~②번 마사지와 홍익 기통봉을 이용하여 독소배출을 하면 통증이 줄어드는데 특히 통조타로 무릎을 골고루 마사지 해주면 더 좋습니다.

마사지를 하는 중이거나 타통봉으로 안마를 해주면 찌르르 찌르르하게 전기가 나가는 것을 느끼게 되는 경우가 많은데 이것은 체내의 열독이 빠져나가는 현상이므로 관리를 더 해주는 것이 좋습니다.

단, 한 군데만 집중적으로 하면 타박통 같은 부작용이 있으므로 적당하게 골고루 해주기 바랍니다.

④ 허리 통증

①~③번 마사지와 홍익 기통법을 하면서 허벅지 안과 밖을 타통봉이나 주먹으로 두들겨 안마를 해주고, 엉덩이 윗부분인 선골부분을 주먹이나 아령 같은 도구를 사용하여 두들겨 주면, 허리통증을 유발하였던 독소들이 배출되어 통증이 줄어들고 꾸준히 하면 허리뿐만 아니라 오장육부까지 좋아지는 것을 느낄 수 있을 것입니다.

氣通의 神祕
기통의 신비

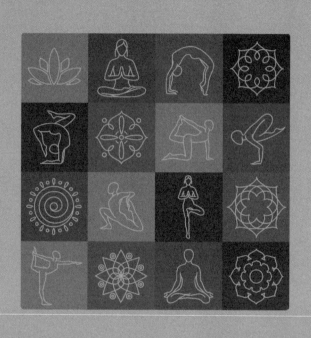

제 4 장

홍지인 싱크로 케어

(쌍방향 양자 치유법)

01 | 홍지인의 이론적 배경

🏵 파동波動 이론

　양자 물리학에서는 물질을 계속 쪼개어 가다 보면 그 물질의 화학적 형태와 성질을 가진 최소 입자인 분자가 나오고, 분자는 다시 원자로 나눌 수 있고, 원자는 다시 원자핵과 전자로, 원자핵은 다시 양성자, 중성자와 같은 소립자로, 소립자는 또다시 쿼크로 나눌 수 있습니다.

　그런데 물질의 기본입자인 쿼크quark는 파동의 성질과 입자의 성질을 동시에 가지고 있습니다. 입자로 작용하면 물질로 드러나고, 파동으로 작용하면 에너지의 형태로 나타납니다. 이렇게 물질의 근원을 계속 파고들면 물질은 사라지고 에너지만 남게 됩니다. 세상의 모든 물질의 근원이 에너지로 존재하고 또 모든 에너지는 진동하는데 이것을 파동波動이라고 합니다. 이 진동하는 에너지는 정보를 가지고 있고 만물은 진동을 통해 연결되어 정보를 주고받습니다.

양자 역학의 이러한 결론은 동양철학에서 말하는 기氣와 일맥 상통합니다. 동양에서는 모든 물질과 현상을 만들어내는 창조와 변화의 원리理에 따라 우주 허공 속에 가득 차 있는 기氣라는 근원적 에너지가 변화하여 만물이 생성되고 소멸한다고 보고 있습니다.

양자 역학에서는 관찰자의 생각에 따라, 즉 어떻게 관찰하느냐에 따라 대상의 본질이 전혀 다른 모습으로 나타나는 것입니다. 빛이나 전자electron도 관찰자가 어떤 방법으로 관찰하느냐에 따라 입자로도 나타나고 파동으로도 나타납니다. 그러므로 모든 물질은 입자이면서 파동이고 파동이면서 입자라는 것입니다.

우리의 몸도 물질로 이루어져 있으므로 우주의 모든 물질에 적용되는 법칙이 사람에게도 동일하게 적용됩니다. 따라서 사람 또한 입자이면서 파동입니다. 파동은 에너지의 진동이며 이는 곧 동양철학에서 말하는 기氣입니다.

즉 몸身이라는 물질의 본질은 기氣라는 에너지 덩어리입니다. 더불어 의식적 · 무의식적 마음心의 작용이 긴밀하게 관계되어 '심心−기氣−신身'이 서로 어우러져 생명의 조화를 이루고 있습니다.

🌀 우주 만물과 사람

지구에 5대양 6대주가 있듯이 사람의 몸에도 5장 6부가 있습니다.

북두칠성 일곱 개의 별은 사람 얼굴에 있는 일곱 구멍(눈2, 콧구멍2, 귀2, 입1)과 그 수가 같습니다. 지구에서 바다가 70%를 차지하듯이 인체도 수분이 70%를 차지합니다.

이렇게 부분과 전체가 서로 닮았다는 것을 '프랙털fractal 우주론'이라고 합니다. 프랙털이란 말은 '임의의 한 부분이 전체를 닮는 자기 유사성self-similarity'을 뜻합니다. 이는 우주를 이루고 있는 무수한 부분들 속에 또 다른 우주가 재현된다는 뜻이며 '인간은 소우주'라는 말과도 일맥상통합니다.

다음 그림을 보면 인간의 뇌 신경세포 시냅스 구조와 우주의 암흑 물질 분포도의 모습이 상당히 흡사하다는 것을 알 수 있습니다. 실제로 은하의 별의 개수는 수천억 개로 추정되는데, 인간의 뇌신경 세포와 뇌세포를 전부 합치면 1조 개가 넘는다고 합니다. 하나의 세포를 하나의 별이라고 보면 인간의 뇌 속에 우주가 있는 셈입니다.

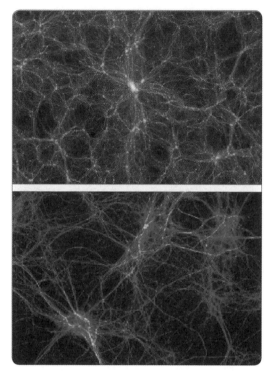

암흑 물질의 모양(위)과 뇌세포의 시냅스 모양(아래)

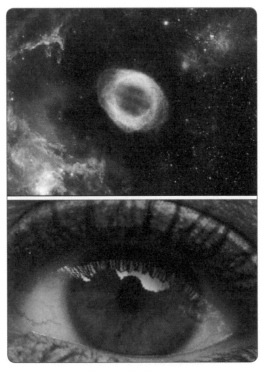

고리성운(위)과 사람의 눈동자(아래)

우주와 인간 사이에는 이 밖에도 많은 유사성이 있습니다. 원자와 태양계의 모습, 생명체의 세포 분열과 별이 죽을 때의 모습도 유사합니다. 여러모로 인간과 우주는 매우 닮아 있습니다. 인간과 우주는 하나의 원리로 작용하는 우주 생명이며, 생명의 파동은 우주와 하나된 에너지(의식)입니다. 즉 인간을 비롯한 우주만물은 그 본질이 기氣이며 고유의 파동에 따라 서로 공명하고 있습니다.

✿ 파동 동조 현상(=동기화 현상)

1) 사람과 사람 사이의 동조 현상

'사랑에 빠지면 두 심장이 하나가 된다.'

매우 시적으로 들리는 이 말은 최신 과학 연구의 결론입니다. 미국 캘리포니아대학교 데이비스캠퍼스^{UC Davis}의 연구팀은 사랑하는 연인들의 심장박동과 호흡 패턴이 서로 닮는다는 사실을 발견했습니다. 연인들의 생체 신호가 서로 동조 현상을 보여준다는 것입니다. 다음 글은 영국 일간지 데일리메일^{Daily Mail}에서 그 내용을 소개한 기사 전문입니다.

'사랑에 빠지면 두 심장은 진짜로 하나처럼 뛴다. 과학자들은 연인들의 생체 신호가 서로 닮는다는 것을 발견했다(Two hearts really DO beat as one if you're in love: Scientists find couples' vital signs mimic each other).'

사랑에 빠진 연인들은 종종 같은 관심사를 공유하고, 이심전심으로 통하고, 같은 농담에 웃음을 터뜨린다. 그런데 심지어 연인들의 심장까지도 같은 리듬으로 뛴다는 것을 지금 새로운 연구가 보여준다.

과학자들은 연인들이 서로 가까이 앉으면 그들의 호흡 패턴과 심장박동이 일치한다는 것을 발견했다. 그들은 심지어 손을 잡거나 얘기를 나눌 필요도 없었다. 하지만 낯선 사람들 사이에서는 비슷한 효과가 관찰되지 않았다.

미국 캘리포니아대학교 데이비스캠퍼스UC Davis의 연구팀은 연애관계가 신체에 미치는 영향을 연구했다. 그들은 연인들 사이에는 서로를 보면 단순히 가슴이 두근거리는 것 이상의 무언가가 있다는 것을 발견했다.

연구팀의 리더인 에밀리오 페레르Emilio Ferrer 교수는 이렇게 말했다. '우리는 연인 중의 한 사람이 상대방의 감정적 경험을 똑같이 경험할 수 있다는 것을 보여주는 수많은 연구들을 보아왔습니다. 하지만 이번 연구는 연인들이 생리적 수준에서도 서로 경험을 공유한다는 것을 보여줍니다.'

연구팀은 32쌍의 남녀 커플들을 각자의 심장박동과 호흡 패턴을 보여주는 모니터에 연결하고 일련의 실험을 진행했다. 연인들은 조용한 방에서 서로 몇 피트 떨어져 앉되 대화나 신체 접촉은 하지 말라는 요청을 받았고, 어느 시점에 서로의 움직임을 그대로 따라 하라는 말을 들었다.

측정 결과 두 파트너 모두 심장박동과 호흡에서 비슷한 패턴을 보여주었다. 하지만 여성들이 자신의 파트너에게 본인의 생체리듬을 좀 더 맞추는 경향이 있는 것으로 나타났다.

데이비스캠퍼스의 박사 과정 학생인 조나단 헬름Jonathan Helm은 이에 대해서 이렇게 말했다. '우리는 관계 속에서 여성들이 자신의 파트너에게 맞추어 적응한다는 것을 발견했습니다. 여성의 심장박동은 자신의 파트너의 심장박동에 연결됩니다. 이는 여성들이 자신의 파트너에게 강하게 연결되어 있으며 어쩌면 더 많이 감정 이입한다는 것을 의미한다고 생각합니다.'

그런 다음 커플들은 무작위로 낯선 사람과 짝을 이루어 똑같은 실험들을 수행했다. 이번에는 그들의 심장이 동조 현상을 보이지 않았고 호흡 패턴 또한 일치하지 않았다.

이번 연구는 친구가 스트레스 상황을 겪고 있는 걸 지켜보는 것이 두 사람의 심장박동을 동기화할 수 있다는 덴마크 오르후스대학교의 연구 결과와 같은 맥락이다.

오르후스대학교의 실험에 따르면, 구경꾼 참가자가 친척이나 친구가 뜨거운 석탄 위를 가로질러 걷는 것을 지켜볼 때 두 사람의 심장박동이 동시에 변했다. 미국국립과학원회보[PNAS]에 실린 이 연구는 사회적 유대감이란 게 사람들이 알고 있는 것보다 훨씬 더 강력하다는 것을 보여준다.

이 연구의 리더인 이바나 콘발링카[Ivana Konvalinka]는 이렇게 말했다. '연구 결과는 감정적 유대감의 표지를 신체 측정을 통해서도 발견할 수 있다는 것을 보여줍니다. 이는 단순히 인지적 영향이 아닙니다.'

조나단 헬름은 자신들의 최근 연구에 대해 이렇게 말했다. '우리 연구팀은 연인들이 왜 서로 비슷한 패턴을 보이는지 아직 확실히 모릅니다. 그러는 것이 건강상의 이점이 있는지 더 연구할 계획

입니다.'

데이비스캠퍼스 연구팀의 이번 연구 결과는 미국심리학회American Psychological Association 학술지 이모션Emotion에 발표되었다.

- 2013년 2월 13일 영국 데일리메일 기사 중에서

(https://www.dailymail.co.uk/health/article-2277586)

위 기사에 소개된 연구 결과들이 알려주듯이 사람과 사람 사이에서 서로가 신뢰하고 가까워지면 심장박동과 호흡 패턴마저 비슷해지는 동기화同期化, synchronization 현상이 발생합니다. 이는 서로의 기운이 감정의 파동으로 즉각 전달되기 때문입니다. 이런 동기화 현상은 서로 가까이 있을 때만이 아니라 공간적으로 멀리 떨어져 있어도 똑같이 발생합니다. 우주 전체가 에너지의 파동이기 때문에 사실상 공간의 제약이 없습니다.

2) 동물과 동물 사이의 동조 현상

남아공 출신의 유명한 동물학자 겸 인류학자 라이얼 왓슨Lyall Watson이 쓴 《생명조류 : 무의식의 생물학Lifetide: The Biology of the Unconscious》에는 '백 번째 원숭이 효과the hundredth monkey effect'라는 글이 실려 있습니다. 그 내용을 요약하면 이렇습니다.

1950년대에 일본 교토대학의 영장류 학자들이 둘레 4km에 불과한 작은 무인도 고지마幸島에 서식하는 일본 원숭이 무리의 행동을 연구했다. 그들은 원숭이들의 행동을 더 자주 더 가까이에서 관찰하기 위해 바닷가 모래사장에 고구마와 밀 같은 곡식을 먹이로 놓아두었다. 원숭이들은 처음에는 모래나 흙이 묻은 고구마를 그냥 먹었다. 그런데 어느 날 18개월짜리 암컷 원숭이 한 마리가 고구마를 바닷물에 씻어 먹기 시작했다. 이를 지켜보던 다른 어린 원숭이와 어미 원숭이들도 얼마 후부터 그 행동을 따라했다. 그런 원숭이들의 수가 점차 늘어나더니 몇 년 후에는 그 섬 대부분의 원숭이들이 고구마를 바닷물에 씻어 먹었다. 연구자들은 얼마 후 더 놀라운 사실을 발견했다. 고지마와 바다로 격리된 주변의 다른 섬들에서뿐만 아니라 일본 본토의 원숭이들까지 고구마를 물에 씻어 먹기 시작했던 것이다.

일본 원숭이들의 그런 행위가 고구마에 묻은 흙이나 모래를 씻어내기 위함인지 바닷물로 간을 맞추기 위함인지 아니면 다른 어떤 이점이 있어서인지는 알 수 없습니다. 하지만 이는 한 집단 내에서 어떤 이유로 특정 행동이 수용되고 그런 행동을 하는 구성원의 비율이 임계치(상징적으로 백 번째 원숭이)를 넘어서면, 그 행동이 그 집단 전체로 순식간에 확산될 뿐만 아니라 공간을 뛰어넘어 같은 종의 다른 집단들에까지 무의식적으로 전파된다는 것을 시사합니다. 이렇게 생물들끼리는 멀리 떨어진 곳에 있어도 서로가 무의식의 파동으로 연결되어 상호 간에 영향을 주고받고 있습니다.

3) 사물과 사물 사이의 동조 현상

앞의 사례들처럼 생명과 생명 사이에서만이 아니라 우리가 무생물이라고 여기는 물질과 물질끼리도 서로 파동으로 연결되어 있습니다. 중국 당나라 때 곽박郭璞이 지은 풍수지리학의 고전 《금낭경錦囊經》에는 사물 간의 동기감응同氣感應을 보여주는 재미있는 일화가 실려 있습니다.

중국 한나라 미앙궁 궐 내에 구리종이 있었다. 그런데 어느 날 저녁 아무런 이유도 없이 종이 저절로 울렸다. 이 소식을 들은 동방삭東方朔이 말하기를 '이는 필시 구리 광산이 붕괴되는 일이 있었기 때문이다'라고 하였다.

시간이 좀 지난 후 서촉 땅 진령秦嶺에서 동산銅山. 구리 광산이 붕괴되었다는 소식이 전해져 왔다. 날짜를 헤아려 보니, 바로 미앙궁 종이 스스로 울던 그날과 일치하였다.

이에 황제가 동방삭에게 '어떻게 그 일을 알았느냐?'고 물었다. 동방삭이 대답하기를 '무릇 구리는 동산銅山에서 나오는 것입니다. 기氣는 서로 감응感應하기 때문이며, 마치 사람이 그 부모로부터 몸을 받는 것과 같은 이치입니다'라고 하였다.

황제가 탄식하며 말하기를 '미물도 오히려 이러할진대, 하물며 사람에게 있어서는 어떠하겠는가! 하물며 귀신에 있어서야 어떠하겠는가! 구리는 동산에서 나오는 것이니 산이 무너지자 종이 스스로 우는 것처럼, 부모의 유해가 같은 기를 가진 자손에게 복을 입히는 것도 마찬가지다. 이것이 자연진리의 이치다'라고 하였다.

— 《금낭경錦囊經》 제1장 기감편氣感篇 중에서

4) 조상과 후손 사이의 동조 현상

조상의 묘를 명당에 쓰면 그 자손들이 잘된다는 이야기를 많이 들어보았을 것입니다. 그래서 대권 도전자들도 풍수에 관심이 많고, 실제로 누구는 조상 묘가 명당이라서 또 누구는 조상 묘를 명당에 이장하고서 대통령에 당선되었다는 소문도 있습니다.

DNA의 공명 또는 동조 현상을 보여주는 재미있는 실험이 있습니다. 1994년 SBS TV '그것이 알고 싶다' 프로그램에서 성인 남자 3명의 정자를 채취해 시험관에 담고 각각 전압계를 설치한 뒤 떨어져 있는 다른 방에서 그 세 사람에게 약한 전류로 자극을 가하는 실험을 했습니다. 세 사람에게 전기 자극이 시작되자 놀라운 일이 벌어졌습니다. 그들의 정액이 담긴 시험관의 전압계 바늘이 움직이기 시작한 것입니다. 실험 결과에 대하여 부산 동의대학교 이상명 교수는 '정자는 피실험자와 동일한 스핀spin을 가지기에 전자기적 공명현상이 일어난다'고 해석했습니다.

DNA는 대대로 유전됩니다. 같은 핏줄의 조상과 후손은 같은 유전인자를 가지고 있기에 동일한 파동으로 연결되어 서로 감응을 일으킨다는 게 풍수지리설의 동기감응同氣感應 이론입니다. 사람은 부모에게서 그 몸을 받았으므로 부모의 유골이 기氣를 얻으면 자식이 그 영향을 받는다는 것입니다. 물론 나쁜 기가 감응하면 화禍가 미치고, 좋은 기가 감응하면 복福이 미치게 될 것입니다.

　다음은 필자의 지인 양OO 씨(1956년생, 시인, 사업가)가 모친의 사례를 통해 조상님 묘와 후손의 동기감응 현상을 직접 지켜보고 적어준 글을 정리한 것입니다.

어머니 정OO 여사는 1932년 음력 5월 4일 충북 음성군 삼성면 용민리에서 태어나, 1955년 경기도 안성군 일죽면 용풍리 OO 양씨 15대 종가로 시집오셨다. 말이 종가였지 집안의 화액과 6.25 전란으로 가세가 기울어 전답은 거의 없었다.
시아버지(필자 지인의 조부)는 어머니가 시집오시기 전인 1946년 음력 8월 16일 안성군 일죽면 화봉교에서 교통사고로 돌아가셨다. 서울 종로에서 양곡상을 크게 하셨고 그 시절에 트럭까지 있었으니 대단한 갑부셨는데, 추석 명절을 보내러 와서 쌀을 잔뜩 싣고 서울로 올라가다가 화를 당하신 것이다. 시할아버지마저 아들을 잃은 슬픔에다 양곡상 정리한 돈을 모두 사기당한 울분까지 겹쳐 화병으로 돌아가셨다고 한다. 시부 산소는 안성군 일죽면 산 OO 번지에, 시조부 산소는 양주시청 건너편 선영에 모셔져 있었다.
어머니는 1992년경부터 왼쪽 눈에 문제가 생기기 시작했다. 안성과 평택 일대의 안과를 전전하셨지만 차도가 없었다. 서울 공안과 등 잘한다는 안과에도 다 가보았지만 차도는커녕 점점 더 심해졌다. 심지어 원인도 몰랐다.

그러던 중 집안의 합의로 조상 산소를 용인시 백암면 양준리로 이장하기로 결정했다. 이장하는 날 시아버지 산소를 파헤쳤을 때 모두가 깜짝 놀랐다. 아카시아 뿌리가 유골의 왼쪽 눈을 관통하고 있었던 것이다.

그런데 무사히 이장을 마친 후 기적이 일어났다. 거의 2년 동안 치료를 했는데도 차도가 없던 어머니의 눈이 언제 그랬냐는 듯 깨끗이 완치되었다. 시아버지 산소 이장과 함께 환히 볼 수 있게 된 것이다.

생물, 무생물 가릴 것 없이 만물에는 고유의 기氣가 존재합니다. 사람의 기氣는 살아서는 심신心身으로 죽어서는 혼백魂魄으로 항상 존재하므로 조상과 후손 사이에도 같은 기운으로 서로 연결되어 감응하고 있음을 사례를 통해 우리는 생생히 확인할 수 있습니다.

5) 사람과 사물 사이의 동조 현상

앞에서 살펴본 경우들에 더하여 사람과 생물 사이 또는 사람과 사물 사이에서도 동조 현상이 가능합니다. 우리 전통 문화에는 그런 요소들이 많이 존재했으며 지금도 일부 남아서 민간요법으로 전해지고 있습니다. 지역에 따라 또는 그때그때의 여건에 따라 마늘, 생강, 무, 호박, 수박 같은 과채에 침을 놓아 질병을 치유하는 간접 침요법도 그런 예입니다. 환자의 몸에 채소를 올려놓고 거기에 침을 꽂기도 하고, 환자와 멀리 떨어진 곳에서 대체물인 채소에 침을 꽂아 원격으로 치유하기도 합니다. 또 사람과 짐승을 동기화하여 사람의 병을 짐승에게 옮겨 다 죽어가던 사람을 살렸다는 이야기도 있습니다.

지역에 따라 방법은 다르지만 다래끼 치유에서도 그런 사례가 발견됩니다. 채널A TV의 '이제 만나러 갑니다' 프로그램에 그런 내용이 방송되기도 했습니다. 탈북민 출연자가 눈에 난 다래끼를 치유할 때 종이에 사람 얼굴을 그려 놓고 다래끼 난 위치와 같은 자리에 바늘을 찔러 눈병을 낫게 한다는 내용입니다.

사람과 사물 사이의 동조 현상이 앞에서 지금까지 다루어 온 '홍지인 싱크로케어'입니다.

좀 더 자세한 것은 뒷부분에서 설명하겠습니다.

02 | 홍지인 싱크로케어의 실제

홍지인 싱크로케어는 앞에서 설명한 '사람과 사물 사이의 동조 현상'을 시스템적으로 발전시켜 효과를 극대화시켜 놓은 것입니다.

⊛ 홍지인 싱크로케어는 어떻게 시작되었나?

그러면 이제부터 인체의 대체물인 홍지인紅紙人을 이용하여 인류 역사상 지금껏 그 누구도 해결할 수 없었던 문제인 뼛속(골수)에 있는 독소들을 체외로 배출시켜 환자가 건강을 회복할 수 있게 해주는 신비의 치유법 '홍지인 싱크로케어Synchro Care'에 대하여 본격적으로 알아보겠습니다.

사람의 몸에 직접 치유 행위를 가하여 뼛속(골수)의 독기를 배출시키는 데는 몇 가지 한계가 있습니다. 앞에서 서술했듯이 사람의 몸에 직접 침을 놓을 때에는 강력한 전기감 같은 통증이 수반됩니다. 환자가 치유 과정의 고통을 감내하기 힘들뿐더러 뇌나 뼛속 같은 깊은 부위까지 침을 찔러 넣기도 어렵고 위험합니다. 또한 침술은 의료법상 면허를 가진 사람만이 할 수 있도록 법적으로 제한되어 있습니다. 따라서 아무리 치료 능력이 뛰어나도 면허 없이 다른 사람에게 침을 놓으면 범법자가 되는 현실적 제약이 있습니다.

그래서 법에 저촉되지 않으면서 뼛속 깊은 곳의 독기까지 제거할 수 있는 방법, 환자의 몸에 직접 침을 놓는 것보다 더 효과적으로 병을 치유할 수 있는 방법, 통증은 거의 유발하지 않으면서 누구나 배우기만 하면 쉽게 적용할 수 있는 방법을 연구하기 시작했습니다.

즉 간접 치유, 원격 치유, 동기화 치유로 연구 방향을 설정한 것입니다. 1994년에 기통이 된 이후로 이미 원격 기치유를 해오고 있었기에 그것에 침술을 결합하면 새로운 치료 방법이 나오겠다는 생각으로 연구를 거듭한 끝에, 2008년에 드디어 타인의 신체와 홍지인의 에너지를 동기화시켜 홍지인에 침을 놓아 인체의 독소를 배출하고 에너지 흐름을 원활하게 소통시키는데 성공했습니다. 싱크로케어가 탄생한 역사적 순간입니다.

그 치유법이 '홍지인 싱크로케어'라는 이름을 얻게 된 것은 인류 문명의 시조 태호복희 대성인께서 애민愛民의 뜻으로 베푸신 '홍지인紅紙人'이 싱크로케어의 역사적 시원임을 알게 된 2015년입니다.

홍지인은 태호복희 대성인께서 사람들이 누구나 스스로의 병을 치유할 수 있도록 내놓으신 인류 최초의 치유술입니다. 이 홍지인에 현대과학을 접목하여 그 효능을 초극대화한 것이 바로 '홍지인 싱크로케어'입니다.

⚜ 간접 치유, 원격 치유, 동기화 치유

만물은 대우주 생명의 일부로서 에너지의 파동으로 서로 기운을 주고받으며 긴밀히 연결되어 있습니다. 그중에서도 특히 사람은 스스로 선택하고 결정할 수 있는 자유의지를 가졌기에 이를 통해 자신의 에너지 파동을 원하는 주파수에 맞출 수 있습니다. 기통氣通이 되면 자신뿐만 아니라 다른 사람과 물질을 동기화시킬 수도 있고 거기서 더 나아가 동기화된 물질에 자극을 가하거나 변화를 줘서 사람의 질병을 치유할 수도 있습니다. 사람의 대체물을 사람과 동기화하여 간접적으로 치유하면 훨씬 더 쉽고 효과적으로 몸속 가장 깊은 곳의 독기까지 배출할 수 있습니다. 사람과 동기화된 대체물 또는 사람의 아바타, 그것이 바로 홍지인紅紙人입니다.

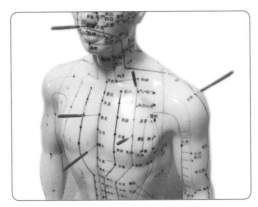

홍지인 싱크로케어(경혈모형)

　'홍지인 싱크로케어'는 '홍지인紅紙人 + 싱크로Synchro + 케어Care'의
합성어로 사람의 대체물(홍지인)을 사람과 동기화(싱크로)하여 건
강을 돌보는 치유법(케어)입니다. 구체적으로는 사람 모양의 홍지
인紅紙人 경혈모형에 침을 놓아 막힌 기혈을 소통시키고 독소를 배
출하는 치유법입니다. 홍지인紅紙人의 세밀한 에너지 흐름을 감지
하여 막혀 있는 경혈점의 위치에 정확히 침을 놓음으로써 사람의
몸에 쌓인 독소를 제거하고 기혈의 흐름을 원활히 소통시킬 수 있
습니다. 이를 도식화하면 다음과 같습니다.

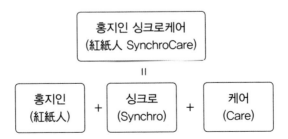

홍지인紅紙人 싱크로케어의 목적은 전신의 모든 장부와 뼛속(골수), 그리고 모든 세포의 독소들을 제거하여 기혈을 원활히 소통시킴으로써 전 인류가 질병에서 벗어나 최상의 건강을 유지할 수 있도록 하는 것입니다.

이 숭고한 목적을 달성하려면 먼저 홍지인 힐러가 준비되어 있어야 합니다. 사람과 홍지인紅紙人을 싱크로하기 위해서는 힐러인 수행자의 정기신精氣神 작용이 극대화되어야 하며, 고도의 정신 집중으로 기氣를 운영할 수 있어야 합니다.

홍지인 힐러는 고도로 집중된 마음으로 다른 사람의 신체와 그 대체물인 홍지인紅紙人을 기氣로 연결하여 동기화同期化함으로써 어떤 병이든 치유할 수 있습니다. 뒤에서 소개할 '심공 명상'의 '심기무心氣舞' 단계가 되면 이것이 가능합니다.

사람의 몸에 침을 놓을 때 기혈의 흐름을 읽고 기혈이 막힌 부위에 침을 놓듯이, 홍지인紅紙人에 침을 놓을 때도 마찬가지입니다. 사람의 몸과 홍지인의 생체 에너지가 치유자에 의해 원격으로 싱크로 되어 있기 때문에, 사람의 몸 상태는 홍지인에 그대로 나타납니다.

따라서 사람의 몸에서 기혈이 막혀 있는 부위가 어디든 치유자는 홍지인紅紙人을 통해 접근할 수 있습니다. 사람 몸의 기혈의 흐름이 그와 동기화된 홍지인에 똑같이 나타나므로 홍지인에서 기혈의 흐름이 막힌 부위에 침을 놓아 기혈을 소통시켜 주면 사람의 몸에서도 기혈이 정상적으로 흐르게 됩니다.

힐러가 홍지인紅紙人에 침을 놓을 때는 그냥 아무데나 찌르는 것이 아닙니다. 치유자가 홍지인의 기氣의 흐름을 읽어 기혈이 막힌 부위에 침을 놓는 것이 일반적이지만, 홍지인紅紙人 자체가 특정 위치로 침을 끌어당기는 기운을 치유자가 느끼기도 합니다.

이때 치유자가 그 위치가 아니라 살짝 옆으로 침을 이동시키려 하면 홍지인이 다시 원래 위치로 침을 끌어당기는 기운이 느껴질 것입니다. 이는 홍지인이 사람의 몸과 동기화되어 스스로 치유가 필요한 곳으로 침을 끌어당기기 때문입니다.

또한 치유자가 환자의 몸과 홍지인의 기氣를 동기화하여 양자兩者가 공유하는 기의 흐름을 읽어내 막힌 곳을 뚫고 꼬인 것을 풀어 정상화시키는 과정에서 이미 기통이 된 치유자의 몸이 사람—홍지인—치유자, 삼자三者 사이에 하나의 모범답안처럼 작용하기 때문입니다. 기氣의 세계는 이렇게 오묘하고 신비합니다.

직접 경험해보지 않고는 쉽게 믿기 어렵겠지만 실제로 홍지인 싱크로케어 힐러들은 이 신비로운 현상을 모두 체험하였습니다. 이미 수많은 치유 사례들을 통해 검증이 되었기에 확언할 수 있습니다.

🟦 홍지인 싱크로케어의 장점

홍지인紅紙人 경혈모형은 어떤 부위든 침으로 접근이 가능하다는 장점이 있습니다. 5장 6부든 뇌든 뼛속이든 침을 놓는데 방해 요인이 없습니다. 따라서 몸속 가장 깊은 곳의 막힌 기혈도 풀어낼 수 있습니다. 또 홍지인紅紙人에 좋은 기운을 넣으면 그것과 동기화된 사람한테도 똑같이 좋은 기운이 전달되어 치유가 더 빨라집니다. 이것이 홍지인紅紙人을 이용한 원격 기치유의 놀라운 효과입니다. 전설적인 명의 편작조차도 '뼛속에 있는 병기는 치유가 불가능하다'고 했지만, 홍지인 싱크로케어로는 이것도 가능합니다.

사람의 몸과 동기화된 아바타인 홍지인紅紙人에 간접적으로 침을 놓게 되면 여러 가지 효과를 기대할 수 있습니다.

첫째. 사람이 침으로 인한 직접적인 고통을 느끼지 않아 치유가 수월합니다(편리성).

둘째. 사람의 몸에 직접 시침하지 않으니 부작용이나 의료사고가 발생할 위험이 없습니다(안전성).

셋째. 직접 시침하기 위험한 부위인 머리, 오장육부, 뼛속 등에 자유롭게 침을 놓을 수 있어 몸속 가장 깊은 곳의 독기까지 배출할 수 있습니다(효과성).

넷째. 사람에게 직접 시침하는 경우 치유에 시간적 제약이 있지만, 간접적인 방법으로 침을 놓으면 24시간 지속적으로 치유 효과를 기대할 수 있습니다(지속성).

다섯째, 일반적으로 신약이나 새로운 치료법이 나오면 치료에 더 많은 돈이 들지만 '홍지인 싱크로케어'의 경우에는 사람이 통원할 필요가 없고 치유 기간이 단축되어 오히려 부담이 줄어듭니다 (경제성).

지금까지의 치유 사례들이 한결같이 입증하듯이 홍지인 싱크로케어의 출현은 당장 질병의 고통에 시달리는 사람들에게 한 줄기 희망의 빛일 뿐만 아니라, 장차 무병장수의 새 시대를 여는 인류사적 대사건입니다.

지금 이 글을 읽고 있는 독자분들은 앞에서 필자가 서술한 내용들이 과연 가능한가 의심이 들 수도 있습니다. 직접 경험해보기 전에는 당연한 반응입니다. 그러나 실제로 홍지인 싱크로케어를 통해 질병의 고통에서 해방된 수많은 사람들이 그 치유 효과를 증명하고 있습니다. 그분들 역시도 처음에는 반신반의하며 망설였습니다. 좋다는 것은 다 해보고 용하다는 데는 다 쫓아다녔어도 고치지 못했기에 '한 번 더 속아보자' 하는 자포자기의 심정으로 홍지인을 시작했습니다. 그리고 실제로 병이 낫고 건강을 되찾는 과정에서 홍지인 싱크로케어의 신비로운 매력에 흠뻑 빠져 들었습니다. 그 분들이 산중인입니다.

이 세상에는 아직 인간이 밝혀내지 못한 신비로움이 너무나 많습니다. '백 번 듣는 것보다 한 번 보는 것이 낫다百聞不如一見'라는 말이 있듯이 여러분도 의심으로만 끝내지 마시고 직접 부딪쳐보시기 바랍니다. 그러면 뭔가 있다는 것을 알게 될 것입니다. 몸속에서 독기가 배출되는 것을 느끼고 건강이 좋아지는 것을 직접 체험하면, 지금 느끼는 의심의 크기에 비례해서 오히려 홍지인 싱크로케어의 효과를 그만큼 더 확신하게 될 것입니다.

🏛 양자 역학과 홍지인

양자 역학은 분자, 원자, 전자, 소립자와 미시적인 계의 현상을 다루는 즉, 작은 크기를 갖는 계의 현상을 연구하는 물리학의 분야입니다. 양자 역학에서 말하고 있는 양자얽힘 현상이나 초끈이론을 보면 우주의 삼라만상 모든 것은 연결이 되어 있음을 이해할 수가 있을 것입니다.

사람들이 서원을 세우고 기도를 하면 그것이 이루어지는 경우가 많은데 이는 사람의 기도하는 힘(양자 파장)이 또 다른 우주 에너지인 양자와 결합하여 이것이 현실의 세계에 드러나는 것으로 볼 수 있습니다.

이것은 기도하는 힘(양자 파동)의 세기가 강하면 강할수록 그에 상응하여 또 다른 우주 에너지(양자 파동)와 얽힘 현상으로 이어져 있는 강도가 강해질 것이며, 이 끈이 강해지면 양자 정보의 전달 능력이 향상되므로 현실적으로 드러나는 것입니다.

현대에는 양자 치료에 대한 많은 이야기들이 있습니다만 파인만^{Richard Feynman}이 남긴 유명한 말을 소개합니다.

'이 세상에 양자 역학을 이해하는 사람은 단 한 명도 없다.'

퀀텀 에너지 요법으로는 크게 물질과 정신 두 가지로 나눌 수 있습니다.

물질 → 반지 요법, 자석 요법, 광물, 아로마(향기) 요법, 온열 요법 등

정신 → 상상 요법, 명상 요법, 로고테라피, 부적, 심리 요법, 기도, 염력 치료, 기치유 등

위의 방법들은 A(요법) → B(사람)로 양자 파동(퀀텀 에너지)를 보내서 치료하는 일방향성의 양자 치유법들입니다.

거의 대부분의 양자 치유는 여기에 해당이 될 것입니다.

다음은 일방향성 양자 치유법이 아닌 쌍방향성 양자 치유법에 대해 알아보고자 합니다.

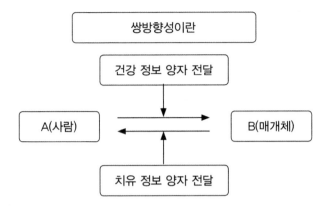

양자 에너지를 보내서 상호교류하여 치료하는 개인별 맞춤형
식의 양자 치유법입니다. 동양 풍수에서는 이런 방법을 동기감응
으로 설명을 하였고, 서양과학에서는 양자 얽힘 초끈이론으로 설
명을 해주고 있습니다.

이것은 특별한 사람들의 전유물이라기보다는 누구나 가능하다
고 볼 수 있습니다. 단지 이것을 사용하는데 있어서 그 효과는 개
인적인 능력에 따라서 많은 차이가 날 수밖에 없습니다.

이 능력을 높이기 위해서 수련을 하게 됩니다. 수련을 하여 수
승화강이 되어 고도의 능력자가 될수록 치유 효능은 높아지게 됩
니다.

이 치유법이 홍지인 싱크로케어입니다. 홍지인(매개체)과 사람
을 싱크로시켜서 케어를 하는 방법입니다.

초끈이론에는 크게 두 가지 끈이 있는데 하나는 '닫힌 끈'이고,

하나는 '열린 끈'입니다.

우주에는 2가지 끈이 다 있는데 나와 상관성이 없을 때에는 '닫힌 끈'으로 있다가 나와 상관성이 있을 때에는 '열린 끈'으로 변형이 되는 것으로 생각해 볼 수 있습니다.

내가 의지를 가지고 뭘 하고자 한다면 닫혀 있던 끈이 열려서 이것에 대한 아이디어 등이 떠올라 해답을 찾을 수 있습니다.

특히 그 생각을 강하게 하는 것이 기도인데, 이 기도를 강하게 할수록 끈이 열려서 서로 이어짐으로써 현실에서 그 꿈을 이룰 수가 있는 것입니다.

풍수 철학에서 주 이론인 '동기감응'도 이 범주에서 벗어나지 않습니다. 좋은 명당에 조상의 묘를 사용하면 자손한테 좋은 기운을 준다고 하는 것이, 좋은 곳에 묻혀 있는 조상의 유골과 자손은 끈으로 연결이 되어서 이것이 현실에 드러나게 한다고 생각할 수 있습니다.

기의 능력자는 내공이 있어서 사람과 홍지인의 기운을 연결시킵니다. 양자 역학에서 이야기하는 초끈이론과 양자 얽힘으로 설명이 가능할 듯합니다.

기운을 연결시켰다는 것은 닫힌 끈을 열린 끈으로 바꿨다는 것으로 볼 수 있으며, 이 열린 끈들이 서로 얽혀서 그 연결고리가 단단하고 커지면 여기에 강한 양자 에너지, 기가 전달되어서 사람에게 좋은 영향을 줄 수가 있는 것입니다.

홍지인 싱크로케어가 이와 그 맥을 같이하여 홍지인과 사람을 싱크로 시킴으로써 상호 간의 에너지를 주거니 받거니 하여 사람 몸속의 독기를 제거함으로써 건강을 회복할 수 있도록 하고 있습니다.

이것은 공간의 경계를 뛰어 넘어서 한국, 미국, 중국, 일본, 유럽, 호주, 아메리카, 아프리카 등 어느 지역에 있든 구애 받지 않고 할 수가 있습니다.

왜냐하면 우주 에너지인 양자는 지구에 꽉 채워져 있기 때문입니다.

03 | 홍지인의 역사적 시원 태호복희씨

🌐 인류문명의 시조 태호복희씨

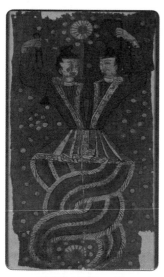

복희와 여와도 그림
투루판 아스티나 고분 출토
– 국립중앙박물관 소장

중국 신장 위구르 자치구의 투루판 아스티나 묘실에서 출토된 '복희와 여와도'는 지금까지 발굴된 것 중에서 가장 오래된 비단 그림입니다. 태호복희씨는 손에 곱자를 들고 있고 여와씨는 손에 컴퍼스를 들고 있으며, 배경의 해와 별자리는 우주를 상징하고 있습니다.

중남미 연구자인 손성태 교수의 《고대 아메리카에 나타난 우리 민족의 태극》에서는 이 그림에 우리 선조들의 태양신 신앙이 반영되어 있다고 기술하고 있습니다.

머리 위에 태양이 있고, 그 아래에 남녀 창조신 복희와 여와가 어깨를 껴안고 하나의 치마를 입고 있으며, 하반신은 마치 새끼줄처럼 서로 몸을 꼬고 있는 뱀의 모습입니다.

이는 남녀가 서로 화합하여 생명을 잉태하는 것을 '신성한 줄'인 탯줄로 형상화한 것으로, 위쪽의 밝은 태양과 똑같은 태양이 남녀의 합일로 아래쪽에 생겨난다는 것입니다.

아래쪽의 태양은 '아이'를 뜻하며, 아이의 옛말인 '아해' 또는 '아희'는 '아(=우리)'+'해/희(=태양)'이므로 '우리 태양'이란 뜻이 됩니다. 즉, 남녀(음양)의 합일을 통해 하늘의 태양을 닮은 새로운 태양(=아이=우리 태양)이 잉태되는 생명 탄생의 과정을 나타내는 그림이라고 저자는 해석했습니다.

여기에 필자의 해석을 더하자면, 두 창조신이 각각 손에 들고 있는 컴퍼스는 원(○)을 그리는 것으로 하늘天을 상징하고, 곱자는 네모(□)를 그리는 것으로 지구地를 상징한 것입니다. 이는 하늘은 양陽이고 땅은 음陰으로서 우주 만물이 음양의 원리로 창조되었음을 뜻합니다.

고대부터 조상님들은 '천원지방天圓地方'이라 하여 하늘은 둥글고, 땅은 네모난 것으로 인식했습니다. 이는 단순히 하늘과 땅의 모양이 이렇게 생겼다기보다는 '하늘의 덕德은 원만하고, 땅의 덕德은 방정하다'는 의미입니다. 인류의 시원 문명인 홍산문명의 제천단도 '천원지방'의 모양을 하고 있고, 강화도 마니산의 참성단도 '천원지방'의 모양입니다. 게다가 중국, 일본, 아메리카 등지에서도 '천원지방'의 유물이 발견되고 있어 많은 역사적 시사점을 던져주고 있습니다.

이상으로 복희와 여와도를 통해 태호복희씨께서 인류 문명의 시조임을 다시 한 번 확인했습니다.

🦆 주역의 시조 태호복희씨

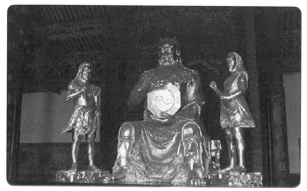

하남성 회양현의 태호복희씨 사당의 황금상 : 태극과 팔괘를 창시하셨다는 것을 상징하기 위해 태극팔괘도를 손에 들고 있도록 제작되었다.

주역周易은 5500여 년 전에 태호복희씨께서 전해주신 '복희팔괘'에서 시작되었으며, 총 64괘 384효로 구성되어 있습니다. 복희팔괘를 중첩하면 64(=8×8)괘가 나오며, 각각의 괘에는 여섯 효(양효 또는 음효)가 있으니 총 384(=64×6)효입니다. 이어서 3100여 년 전에 주나라 문왕이 '문왕팔괘'를 그렸고 64괘 각각의 뜻을 풀어 괘사를 지었습니다. 문왕의 아들이자 무왕의 동생이었던 주공은 384효 각각의 뜻을 풀어 효사를 지음으로써 역경易經을 완성하였습니다.

　복희씨가 괘를 그리고 문왕이 문왕팔괘를 그리고 괘사를 짓고, 주공이 효사를 달아 완성된 역경은 대단히 함축적이고 상징적이라 그 뜻을 이해하기가 지극히 어려웠습니다. 그러다가 2500여 년 전에 공자가 십익十翼을 저술함으로써 비로소 역경 해석의 기초가 마련되었습니다. 역경 해설서라고 할 수 있는 십익에는 단전彖傳 상하, 상전象傳 상하, 계사전繫辭傳 상하, 문언전文言傳, 설괘전說卦傳, 서괘전序卦傳, 잡괘전雜卦傳이 있습니다. 64괘와 괘사와 효사로 이루어진 역경에 공자의 주석인 십익이 더하여져 지금 우리가 알고 있는 주역周易이 완성되었으며, 이로써 주역은 최고 경전의 반열에 오르게 되었습니다.

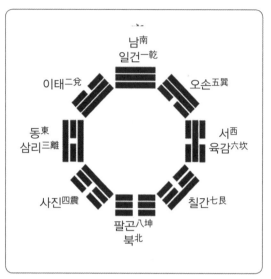

복희팔괘(伏羲八卦)

역易은 인간과 우주 만물의 변화원리를 밝힌 궁극의 가르침입니다. 우주는 끊임없이 변화하며 인간의 문명도 우주와 더불어 변화하고 발전합니다. 따라서 자연과 인간의 변화를 규명하는 역易 또한 변화합니다.

태호복희씨의 복희팔괘로부터 시작한 역易이 문왕팔괘를 거쳐 다가올 새 우주의 이치를 밝힌 정역팔괘로 완성된 것은 19세기 말에 이르러서입니다. 동학의 창시자 수운 최제우 선생과 동문 수학했던 일부 김항 선생이 정역팔괘를 그려서 앞으로 전개될 우주의 이치를 밝혀 놓았습니다. 역易은 이렇게 '복희역 → 문왕역 → 정역'으로 발전하며 '생生 → 장長 → 성成' 3단계를 거쳐 완성되었습니다.

역易은 변화의 이치를 담고 있어서 인류가 나아갈 길을 제시합니다. 복희팔괘伏羲八卦는 우주가 창조되는 원리이며, 문왕팔괘文王八卦는 우주의 선천변화도, 정역팔괘正易八卦는 우주의 후천변화도라고 할 수 있습니다.

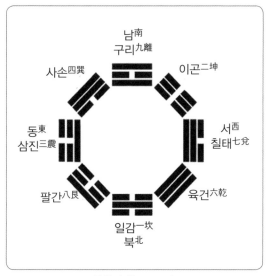

문왕팔괘(文王八卦)

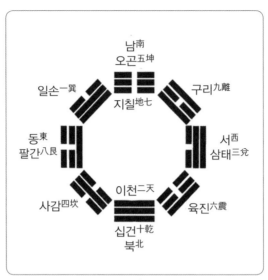

정역팔괘(正易八卦)

    팔괘 읽는 법 : 복희팔괘, 문왕팔괘는 봄과 여름으로 분열 성장하는 것을 밝혀주므로 괘를 안에서 밖의 순서로 읽습니다. 반면에 정역팔괘는 후천後天 통일하는 것을 밝혀주므로 괘를 밖에서 안의 순서로 읽습니다.

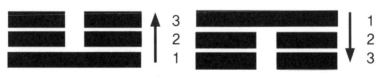

복희팔괘, 문왕팔괘 : 진(震)괘

분열하는 모습

정역팔괘 : 진(震)괘

통일하는 모습

⬢ 태극기의 원조 태호복희씨

태극기의 태극은 누구나 음양을 상징한다는 것은 알고 있으나 가장자리에 그려진 '괘'를 누가 만들었는지 아는 사람이 적습니다.

팔괘에는 천지 변화가 들어 있고 오장육부 상생, 춘하추동春夏秋冬이라는 우주 원리가 들어 있습니다.

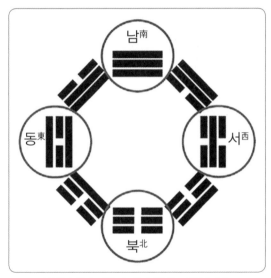

복희팔괘의 태극기 사괘 위치 – 동서남북

복희팔괘, 문왕팔괘와 태극기의 사괘를 비교해 보면 다음과 같습니다.

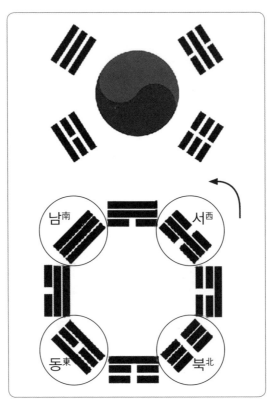

복희팔괘를 45도 돌린 사괘의 위치(동서남북)와
태극기 사괘 위치

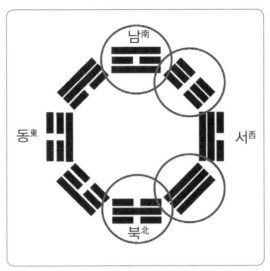

문왕팔괘의 태극기 사괘 위치

태극기의 사괘는 팔괘를 간략화해서 만들었다고 익히 알려져 있는데 문왕이 만들었다고 하는 문왕팔괘와 일치하지 않고, 오히려 태호복희 대성인께서 만들었다는 복희팔괘와 일치함을 알 수 있습니다.

가장 밝은 곳으로 막대기 한 개인 '양효'를 3개 배치한 남쪽, 막대기 두 개인 음의 효를 3개 배치한 북쪽으로 그렸는데 이것을 45도 돌리면 태극기와 완벽히 일치하게 됩니다. 따라서 태극기는 중국의 문왕팔괘에서 영향을 받은 것이 아니라 우리의 조상님이신 복희팔괘로부터 이어졌고, 이것은 사상과 가치관이 이어져 왔기에 복희팔괘가 태극기로 계승되었음을 알 수 있습니다.

☯ 음양오행의 시조 태호복희씨

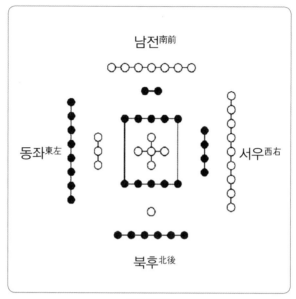

하도(河圖)

위 그림에서 하얀 점은 홀수(1, 3, 5, 7, 9)로 양수이고 검은 점은 짝수(2, 4, 6, 8, 10)로 음수를 나타내고 있습니다.

동좌東左는 점이 3, 8개 있어 3, 8목木이고, 남전南前은 점이 2, 7개 있어 2, 7화火이고, 한 가운데는 점이 5, 10개 있어 5, 10토±이고, 서우西右는 점이 4, 9개 있어 4, 9금金이고, 북후北後는 점이 1, 6개 있어 1, 6수水입니다.

이것을 그림으로 그리면 다음과 같은 음양오행의 상생도가 나옵니다.

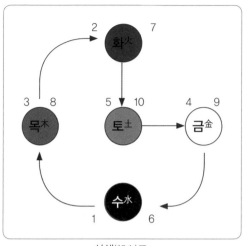

상생(相生)도

5500년 전 태호복희씨께서 송화강*에서 용마 등에 드리워진 천수상天垂象을 보고 그린 그림을 '하도河圖'라 합니다. 이것이 기자, 노자, 공손룡자, 추연 등을 거쳐서 음양오행의 변화 원리로 발전하고 정리가 되었습니다.

---

* 송화강(天河) : 백두산(白頭山)의 천지(天池)에서 발원하여 흐르는 강으로 천하(天河)라고도 부른다. 우리 조상님들의 주무대인 만주에 있다.

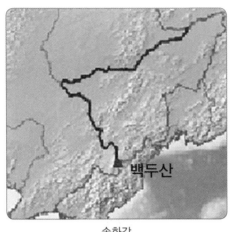
송화강

그리고 4200년 전 우임금이 낙수에서 거북이 등에 드리워진 천수상을 보고 그린 그림을 '낙서洛書'라고 합니다. 하도는 자연수가 통일되는 상을 표시하였고 통일되는 상이므로 음陰과 상생相生을 표현하고 있습니다. 낙서는 자연수가 발전하는 상을 표시하였고 발전되는 상이므로 양陽과 상극相剋을 표현하고 있습니다.

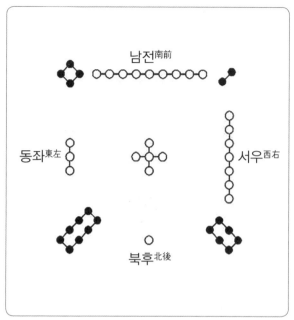

낙서(洛書)

　낙서의 그림을 보면 동과 동북방에 3, 8점이 있어 3, 8목木이고
동남, 남방에 4, 9점이 있어 4, 9금金이고 중앙에 5점이 있어 5토土
이고 서남과 서방에 2, 7점이 있어 2, 7화火이고 북과 서북방에 1, 6
점이 있어 1, 6수水인데 이것을 그림으로 정리를 하면 음양오행의
상극도와 똑같습니다.

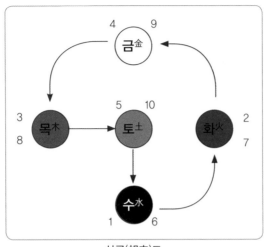

상극(相克)도

　이렇듯 하도와 낙서는 동양철학의 한 줄기인 음양오행의 상생
도와 상극도로써 5500년 전 태호복희씨께서 전해주신 하도가 음
양오행의 뿌리가 되는 것입니다. 그리고 음양오행은 주역과 더불
어서 정치, 경제, 문화, 동양의학, 천문학 등 모든 문화의 기초가
되었습니다.

　또한 현재 우리는 책을 총칭하여 도서라고 하는데 이 도서圖書란
글자가 하도河圖의 '도圖'와 낙서洛書의 '서書'에서 유래되었음을 알 수
있습니다.

🌀 4분 5열의 근원 태호복희씨

4분 5열을 지식백과에서 찾아보면 '넷으로 나뉘고 다섯으로 찢어진다는 뜻으로 여러 갈래로 분열되어 단결되지 못한 상황을 이르는 말이다' 라고 하였는데 이는 4분 5열의 정확한 이치를 모르고 한 풀이 같습니다.

태극에서 음양이 나오고 이 음양이 발전하는 모습이 주역에서 4상(태양, 태음, 소양, 소음)으로 발전한 것을 4분이라 하였고, 오행인 목화토금수 5개로 분열된 모습을 5열이라고 하였습니다.

즉 4분 5열은 음양이 4분은 음으로 5열은 양으로 변화하고 발전해 나가는 진리의 양대 산맥입니다.

🌀 현존하는 문자의 시조 태호복희씨

결승結繩 문자란?
문자가 없던 시대에 새끼나 가죽끈을 매어 그 매듭의 수나 간격 등으로 의사소통을 하던 방법입니다.

太昊伏羲氏태호복희씨 始畵八卦시화팔괘 造書契조서계

以代結繩之政이대결승지정

태호복희씨는 팔괘를 처음으로 그리고 서계를 만들어

결승을 대신하였다

역경 계사전하편易經 繫辭傳下篇에 '상고시대에는 결승結繩으로써 다스렸으나 후대에 성인이 나와 서계로써 이를 대신하게 되었다'라고 전하고 있으며, 사기 삼황기史記 三皇記에도 '복희씨가 서계書契를 만들어 결승문자結繩文字를 대신하였으며, 그 신하인 창힐蒼頡이 새 발자국을 보고 글자를 만들었다'란 기록이 있습니다.

서계書契의 '글 서書' 자는 해 그림자로 때를 알아보는 일영도의 상형글자이고, 맺을 계契자는 기록의 기원인 매듭인 결승의 상형글자입니다. 이렇게 어떤 뜻이 있는 부호를 쓰거나 새겨 어떤 내력을 기록하는 글자들이 서계이며, 문자文字의 시작입니다.

설문해자設文解字 * 서문에서도 성인이 결승 대신에 나무에 홈을 새긴 서계를 사용하여 사실을 기록하였는데 이것이 한자의 기원이라는 기록이 있습니다.

이렇듯이 복희팔괘도와 하도는 현재 사용하고 있는 것으로써 최초의 문자임을 알 수 있습니다. 그러므로 현존하는 문자의 뿌리는 태호복희씨부터 시작이 되었다는 것을 거듭 확인할 수 있습니다.

---

* 설문해자(設文解字) : 중국 한나라 때 허신(許愼)이 만든 문자 해설서. 한자를 부수에 따라 분류하여 배열한 중국의 가장 오래된 자서이다.

🏵 과학 문명에 끼친 영향

'우주 만물과 사람' 챕터에서 소개한 프랙털 이론을 좀 더 서술하자면, 프랙털은 일부 작은 부분이 전체와 비슷한 형태를 가지고 있는 것을 말합니다. 이런 특징이 자기 유사성입니다.

브누아 망델브로 * 가 처음으로 쓴 단어로, 프랙털 구조는 자연물에서뿐만 아니라 수학 분석, 운동 모형 등 곳곳에서 발견되는 자연이 가지는 기본적인 구조입니다. 불규칙하며 혼란스러워 보이는 현상을 배후에서 지배하는 규칙도 찾아낼 수 있습니다.

해안선, 눈송이, 양치류 식물, 나무껍질 등 성장이나 복제와 관련한 자연물에서 가장 먼저 찾아볼 수 있는데 눈 결정의 모양을 보면 삼각형의 패턴이 각 모서리에 반복되어 있는 것을 볼 수 있습니다. 눈 결정뿐만 아니라 나무 모양 그림을 보면, 2개의 가지로 뻗어 나가고 이 가지가 또 2개로 뻗어 나가면 마치 나무 같은 식물의 형상으로 보입니다. 자연계의 나무와 브로콜리 같은 식물의 생장도 프랙털의 패턴을 하고 있습니다.

---

* 브누아 망델브로(프랑스어 : Benoît B. Mandelbrot, 1924년 11월 20일 ~ 2010년 10월 14일)
: 폴란드 태생으로 프랑스와 미국의 수학자이다. 프랙털 기하학 분야를 연구한 중요한 사람 중 하나로 평가된다. 예일대학교의 명예 교수, IBM 토머스 J. 왓슨 연구소의 명예 펠로이다.

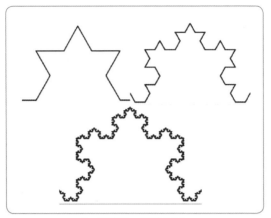

눈 결정의 프랙털 구조

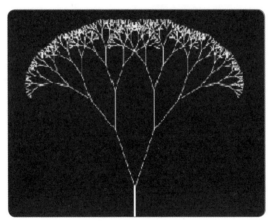

나무의 프랙털 구조

예로부터 과학자들은 만물을 구성요소와 법칙으로 전부 설명할 수 있다고 믿었으며 19세기 말에는 원자를 자연의 궁극적 구성요소로 보았으나 20세기에 들어와서 원자를 더 작게 쪼개어 양성자, 중성자, 전자로 나누었습니다.

동양에서는 역경易經 계사상전繫辭上傳에 근취저신 원취저물近取諸身 遠取諸物이라는 '가까이서는 자신의 몸에서 진리를 찾고, 멀리서는 사물에서 진리를 구한다'라는 사상으로 자신의 몸의 이치를 아는 것으로 만물을 탐구하였습니다.

프랙털의 패턴처럼 만물이 형성되는 원리가 최초에는 단순하나 이것이 분화하여 구체화하면 천변만화千變萬化하여 혼돈처럼 현실로 드러나게 됩니다.

우주의 이치인 음과 양을 태호복희씨는 1개의 선을 양의 효爻, 2개로 나뉜 선을 음의 효爻로 표현하였습니다. 음과 양은 사람과 지구, 태양계를 비롯한 모든 만물에 통용되는 이치입니다. 음양을 표현한 괘가 프랙털Fractal로 분화되어 세부적으로 구체화되어 있는 것이 현대인이 쓰는 문자입니다.

구체적인 것을 지칭하는 언어를 사용하면, 범용적인 상위의 개념을 표현하기가 쉽지 않습니다. 세부화된 체계로는 코끼리의 다리나 코를 만져서 그것으로만 코끼리를 판단하는 우를 범하기 쉽고, 달을 가르키는 손가락을 달이라 여길 수 있는 것입니다.

따라서 음과 양에서 모든 만물이 분화했기 때문에 왜곡될 수 있는 문자보다 음, 양을 나타내는 선, 2개로 모든 것을 표현하였을 것입니다. 음양을 토대로 해서 양과 음을 더하여, 사상四象으로 분화하고 여기에 다시 음과 양을 더하여 팔괘를 표현하고, 또 8배수를 하여 64괘까지 구체화하여 정립되었습니다.

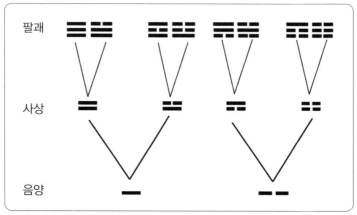

음양(陰陽) → 사상(四象) → 팔괘(八卦)

더 세분화하여 사물과 현상을 자세히 구체화할 수 있지만, 이 이상은 후학들에게 남겨둔 것 같습니다.

팔괘와 주역만으로도 컴퓨터의 이진법 * , 양자 역학, 동양의학 등에 영향을 주어 동서양의 수많은 과학 이론과 수학, 철학, 문학 등으로 파생되었습니다.

복희팔괘에서 역경으로 이어진 음양의 이치는 17세기 독일의 수학자이자 철학자인 라이프니츠(G. W. Leibniz, 1646~1716년)로 이

---

* 이진법 : 양의(兩儀)는 음(陰)과 양(陽)으로 이진법을 표현하고, 천간(天干)은 하늘의 운행을 나타내는 10개의 '갑을병정무기경신임계'로 10진법이다. 지지(地支)는 매년 한 해를 나타내는 동물을 12개로 나누어 '자축인묘진사오미신유술해'로 12진법이다. 천간의 첫 글자인 '갑'과 지지의 첫 글자인 '자'를 시작으로 각각 순서대로 짝을 맞춰보면 총 60개의 조합이 나오는데, 이를 '60갑자(甲子)'라 하고 60진법을 나타낸다. 우리는 이것을 60년에 한 번 돌아온다고 하여서 '환갑'이라고 하였다.

어져 지금의 컴퓨터 공학의 근간이 되는 이진법이 되었습니다.

이 이진법은 디지털 문명의 도화선이 되었습니다. 현대의 컴퓨터 구조는 전자가 반도체 회로 안에 저장되어 있는지, 없는지로 판별해서 동작하는 것이 편리하기 때문에 0과 1, 2개의 숫자로 표현하는 이진법을 사용합니다.

1698년 중국에 있던 필립포 그리말디 신부에 의해 주역이 서양에 전파되었습니다. 그는 중국에서 포교활동을 하면서 주역을 접한 후 그 오묘한 원리에 깊은 감명을 받아 라이프니츠에게 주역을 소개했고 라이프니츠는 주역의 심오한 원리를 파악하고 2진법을 고안해 내었습니다.

이 시기에 전 세계의 많은 지성인들이 주역 공부에 심취했습니다.

후에 교황의 명령으로 그리말디 신부와 함께 중국에 파견됐던 부베 신부가 본격적으로 주역 연구에 몰두했습니다. 다음 그림은 라이프니츠의 친구인 부베가 그에게 보낸 64괘입니다.

라이프니츠뿐만 아니라 원자 구조의 이해와 양자 역학의 성립에 기여한 덴마크의 물리학자 닐스 보어도 주역의 태극과 음양의 이치를 응용한 가설을 세우고 실험한 결과 '원자와 구성요소인 양성자와 전자가 입자와 파동의 이중성을 갖는다'는 '상보성 이론'을 발표하였습니다.

이 연구는 양자 역학 발전에 이정표가 되었으며 아인슈타인의 상대성 이론에도 큰 영향을 주었다고 합니다. 아인슈타인이 임종

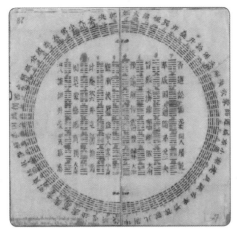

부베 신부가 라이프니츠에 전한 64괘도

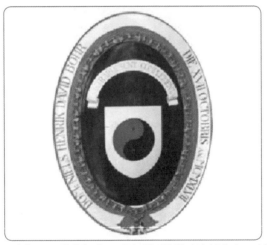

닐스 보어가 코트 앞섶에 달고 다닌 상보성 원리의 심벌마크 : 반대는 서로 보완적이라는 라틴어 구호 밑에 태극마크가 있다. 태극의 반도 안에 서로 반대되는 색깔의 점이 찍혀 있는 것이 특징이며, 서로 반대되지만 조화의 씨앗을 같이 품고 있다는 것이 보어의 설명이다.

하였을 때도 머리맡에 주역 책이 놓여 있었습니다.

닐스 보어는 가문의 문장紋章에까지 주역을 상징하는 태극도를 그려 넣었습니다. 노벨상 수상식장에 참석할 때에도 주역 팔괘도가 그려진 옷을 입고 참석했습니다. 덴마크 정부는 보어의 업적을 기리기 위해 500크로네 화폐에 태극도를 배경으로 한 그의 초상화를 새겨 넣었습니다.

현대 과학자 중에 얼마 전 타계하신 세계적으로 저명한 영국의 물리학자 스티븐 호킹Stephen William Hawking 박사도 다음과 같이 말했습니다.

'양자 역학이 지금까지 해놓은 것은 동양철학의 기본 개념을 과학적으로 증명한 것에 지나지 않는다.

The findings of quantum physics has nothing more than validate the fundamental concepts of Eastern Philosophy.'

　　　　　　　　　　　　　- 스티븐 호킹 박사Stephen William Hawking (1942〜2018년)

이 말의 뜻은 과학에서도 최고의 정점에 있다는 양자 역학이 동양철학의 기본 개념들을 과학적으로 증명한 것에 불과하다는 얘기이고, 또한 앞으로 더 많은 연구를 통하여 더 깊은 세계의 진리를 밝혀내야 한다는 것입니다.

04 ｜ 홍지인의 유래

🏵 중국 감숙성 천수시 태호복희씨 사당

중국에서는 인류 문화의 시조로 태호복희씨에 대한 전설이 국
내외에 많이 알려져 있습니다. 인문 시조인 복희씨를 중국 사람
들은 매우 존중하고 경모하고 있는데, 인류 문명을 창조한 시조라
고 믿기 때문입니다. 해마다 음력 3월 18일이면 복희씨의 제삿날
이라 하여 중국 감숙성(간쑤성) 천수시에 10만 명이 넘는 사람들이
찾아가고 있습니다.

다큐멘터리 '인류문명의 뿌리, 태호복희씨(STB 상생방송)'에서는
태호복희씨의 묘가 있는 중국 감숙성 천수시의 사당을 방문하여
박물관 부관장과 대화를 나누는 내용이 방송된 적이 있습니다. 다
음은 천수시 태호복희씨 복희묘 박물관 부관장의 말입니다. 이 화
면에서 홍지인紅紙人의 연원이 소개되고 있습니다.

감숙성 천수시 복희묘에 들어서면 눈에 띄는 큰 나무가 한 그루 있는데 이 나무 밑에는 사람 모양을 한 붉은 종이 인형이 붙어 있습니다.

우선 나무에 붙여놓은 붉은 종이 인형에 대한 궁금증부터 해결하겠습니다.

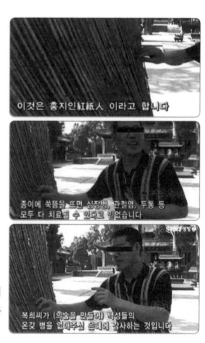

출처 : STB 상생방송 인류 문명의 뿌리
　　　 태호복희씨 1부(Yutube 영상 41분
　　　 45초 부분)

왕보전 (천수시 복희묘 박물관 부관장) -

'이것은 홍지인紅紙人이라고 합니다. 전해 내려오는 이야기에 따르면 태호복희씨께서 백 가지 종류의 풀을 맛보고 아홉 개의 침을 만들었다고 합니다.

누군가 아픈 곳이 있을 때 종이 인형의 같은 부위에 뜸을 뜹니다. 종이에 쑥뜸을 뜨면 심장병, 관절염, 두통 등 모두 다 치료될 수 있다고 믿었습니다.

당시 백성들은 그런 병들을 고치기가 요즘보다 몇 배나 힘들었습니다. 매년 정월 16일에 나무 한 그루를 골라 그 나무에 홍지인紅紙人을 붙이고 뜸을 뜹니다.

복희씨께서 의술을 만들어 백성들의 온갖 병을 없애 주신 은혜에 감사하는 것입니다.'

매년 정월 16일이 되면 천수의 주민들은 남녀노소 가릴 것 없이 붉은 종이 인형과 향을 들고 찾아온다고 합니다.

복희묘 안에는 이런 나무가 64그루가 있는데 이것은 복희씨와 64괘를 상징하는 숫자이기도 합니다. 이곳 천수 복희 사당은 명나라 1483년 처음으로 창건되었습니다.

아픈 백성의 병을 치유하기 위하여 대체물로 붉은 종이로 만든 홍지인紅紙人을 사용하였고, 이 홍지인에 동기화(싱크로)시켜서 아픈 부위에 뜸을 떠 치유하는 풍습이 지금까지 전해져 내려오고 있습니다.

바로 태호복희씨께서 사람의 몸에 직접 치유하는 것이 아닌 홍지인紅紙人이라는 붉은색 기운을 가진 건강한 백성들의 대체물을 활용하여서 치유하도록 한 것입니다.

홍지인紅紙人이 지난 5500여 전부터 장구한 세월 동안 끊임없이 치유법으로 전해져 오는 것은 그만큼 효과가 입증되었기에 가능했다는 것을 알 수가 있습니다.

2008년부터 대체물에 기운氣運을 동기화시켜서 시간과 장소에 상관없이 원격으로 혈맥을 여는 방법을 연구했지만, 그 근원이나 연원을 알 수 없었습니다. 그러다 2015년 2월 9일 우연히 STB 방송의 다큐멘터리에서 앞의 내용(태호복희씨 사당에 전해져 내려오는 홍지인 치유법)을 보았고 그때 비로소 홍지인이 지난 '7년 동안 행해 왔던 싱크로케어'의 근원이었음을 알게 되었습니다.

5500년 전 태호복희씨께서 전해주시고 오늘날까지 전해져 내려온 홍지인의 현 주소를 알게 되었고 그 정신을 깨닫게 되는 순간이었습니다. 필자에겐 말로 다 설명할 수 없는 매우 황홀한 순간이었습니다.

그때서야 비로소 근원을 알게 되고 또한 태호복희씨께서 전해 주시고자 한 뜻을 어렴풋이나마 알게 되었기에 존경하는 마음으로 '홍지인 싱크로케어'라고 명명하기로 하였으며 앞으로는 약칭으로 '홍지인' 이라고 하겠습니다.

홍지인은 인류를 병으로부터 사람을 보호하고 치유하고자 하는 행위를 한 최초의 원조가 됩니다.

사람을 보호하는 자가 하는 행위를 '액막이'라고 합니다.

액막이는 재난·질병 등의 제액이 물리적인 실체를 지니고 인간의 생활공간을 내왕한다는 생각에서부터 생겨난 행위이며, 제액을 적극적인 자세로 대처하여 보다 적극적으로 풍요와 건강, 가정의 안정을 유지하려는 의지의 표현이라고 할 수 있다.

– 출처 : 한국민족문화대백과

05 홍지인의 이론

🏵 간접 치유법 - 뼛속의 독기제거 배출

사람에게 직접 치유하면 뼛속에 있는 독기(병기)를 배출하는 데 많은 한계성이 있음을 앞에서도 설명하였습니다. 그래서 뼛속에 있는 독기를 배출하는 것을 간접적인 치유법에서 찾았던 것입니다.

사람 대신에 사용하는 홍지인紅紙人은 어떤 부위든 침으로 관통을 할 수 있다는 장점이 있습니다. 뇌 속이나 뼛속 한가운데뿐만 아니라 오장육부 어느 곳이든 침을 관통하는데 방해 요인이 없습니다.

그리고 그 홍지인紅紙人에 기운을 넣으면 이것이 사람에게 좋은 영향을 주어서 치유가 되는데, 이것이 홍지인紅紙人을 이용한 원격기치유(쌍방향의 양자 치유)가 되는 것입니다.

홍지인紅紙人은 인류 최초의 치유술입니다.

5500년 전 인류 문명의 시조이신 태호복희씨께서 전수해 주셨고, 오늘날까지 지속해서 전해져 내려오고 있습니다.

이 홍지인에 현대 과학과 접목하여 그 효능을 초극대화시켜 탄생한 것이 '홍지인 싱크로케어'입니다.

'홍지인 싱크로케어'로 사람들의 몸속 가장 깊은 곳에 있는 독기(병기)부터 체외로 배출시켜서 실제로 건강이 좋아졌다면(그런 증거 자료들은 뒤에서 자세히 설명하겠습니다), 이런 효능들을 실제로 체험한 사람들은 그 신비로운 매력에 깊이 빠져들 뿐 아니라 더 깊은 믿음의 세계로 들어갈 것입니다. 현재 이 글을 읽는 독자분들 중에도 의심이 드는 분도 있을 것입니다. 이것은 당연합니다. 과연 홍지인紅紙人을 이용하여 뼛속에 있는 독기(병기)까지도 배출한다는 것이 조선시대도 아닌 최첨단 과학시대에 무슨 사기나 속임수가 아닌지 의심을 하게 될 것입니다.

그러나 의심으로만 끝내지 말고 직접 체험을 해보면 의심이 믿음으로 바뀔 것입니다. '백 번 들은 것보다 한 번 보는 것이 낫다百聞不如一見'란 말과 '백 번 본 것보다 한 번 체험한 것이 낫다百見不如一行'라는 말이 있듯이 확인하기 전의 심증만으로 판단하고 결정하기에는 인간이 밝혀내지 못한 신비로운 일들이 세상에는 매우 많습니다.

직접 체험을 하면 허황된 말이 아닌 것을 알게 될 것이며 또한 몸속에서 독기(병기)가 배출되는 것을 느끼고 몸에 변화가 와서 건강이 좋아진다면 의심이 컸던 만큼 믿음의 크기도 배가 될 것입니다.

실제로 자신에게 이런 변화가 나타난다면 오장육부, 뇌 속, 뼛속에 있는 독기(병기)들을 체외로 배출시킨다는 것을 당연하게 받아들일 것입니다. 왜냐하면 홍지인紅紙人을 이용하면 몸속 가장 깊은 곳에 있는 독기를 배출하는데 아무런 장애가 되지 않기 때문입니다.

여기서 치유에 영향을 줄 수 있는 것은 독기(병기)의 강도가 약하냐 강하냐에 따라서 치유 시간이 다르게 나타나는 것뿐입니다. 독기(병기)의 강도가 약하면 치유 시간도 그만큼 짧아지게 되고 강도가 강하면 강한 만큼 치유 시간도 길어지게 됩니다.

신생아인 경우에는 독기의 강도가 약하고, 또한 산모들도 출산 시 뼈가 벌어져서 외부의 사기가 쉽게 체내에 들어갈 수 있습니다. 외부의 사기가 쉽게 침범한다는 것은 반대로 체내에 있는 독기의 강도가 분열되어서 쉽게 배출할 수 있다는 단점을 장점으로 살릴 수 있다는 것입니다. 반면에 오랫동안 지속된 독기는 그 강도가 단단하여 배출시키는데 어려움이 있습니다.

독기가 강한 만큼 비례하여 강력한 에너지를 필요로 하기 때문입니다.

중풍같이 만성적으로 오래된 병들은 독소의 강도가 강하여 시간이 오래 걸릴 수 있으나, 암세포 같이 오래되지 않은 독소는 강도가 약하므로 쉽게 없앨 수 있다는 장점을 가지고 있습니다.

🧧 홍지인 싱크로케어란?

'홍지인 싱크로케어 = 홍지인 + 싱크로 + 케어'의 합성어입니다.

사람과 물질을 싱크로(동기화)해서 사람 모양의 홍지인紅紙人에 침을 놓아 경혈을 소통시켜 건강에 도움을 주는 방법입니다.

전신의 모든 뼈, 골수, 장부의 세포에 있는 독소들을 제거하여 기혈을 소통시켜 최상의 건강 상태를 유지할 수 있도록 하는 것이 홍지인의 목적인데, 이것은 앞에서도 살펴보았듯이 5500년 전부터 꾸준히 전해져 온 인류 최초의 치유법입니다.

사람과 싱크로하는 것은 자신과 물질을 싱크로하는 것부터 시작해, 5장에서 소개할 '심공 명상'의 경지가 심기무心氣舞 단계가 되면 타인의 기운과 물체를 싱크로 할 수 있는 경지가 되어, 물체와 대상자의 생체 에너지가 동기화同期化되도록 할 수 있습니다.

'대체물인 홍지인에 세밀한 에너지 흐름을 감지하여 막혀 있는 경혈점의 위치를 판단하여 침을 놓음으로써 사람이 아닌 물체를 통해 기혈 소통을 할 수 있는 것입니다.'

🏵 쌍방향 양자 치유란?

홍지인 싱크로케어를 현대 과학으로 이름을 명명하자면 '쌍방향 양자 치유법'입니다.

양자에 대해서 '양자가 보이면 입자이고, 보이지 않으면 파동이다'라는 말은 양자 물리학에서는 정설로 보고 있습니다. 사람과 매개체도 결국은 양자가 입체로 자기의 모습 형태를 이루고 있습니다.

기존의 치유법들은 거의 다 일방향입니다.

양한방은 물론이고 기치유, 원격 기치유, 양자 치유법들도 A에서 B로 주사나 약 그리고 기 에너지, 양자 에너지를 넣거나 보내줘서 치유하는 방법입니다(A→B 한 방향으로만 전달).

쌍방향 양자 치유법인 홍지인 싱크로케어는 사람의 양자를 매개체(홍지인)의 양자(기 에너지)와 연결하여 사람의 건강 정보를 매개체(홍지인)에 보내고 매개체(홍지인)에 치유 행위를 하면 치유 정보가 사람한테 전달되어 사람의 건강이 회복되는 시스템으로 되어 있습니다.

이것을 그림으로 정리하면 다음과 같습니다.

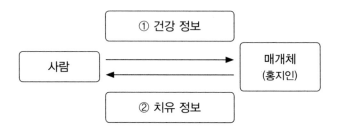

힐러가 홍지인 싱크로케어를 힐링할 때 이것들을 증명할 수 있는 현상들이 나타나는 것을 정리하겠습니다.

힐러는 심기무 심공 수련을 마스터 한 것을 전제로 합니다.

힐러가 힐링 시 사람과 매개체의 양자 에너지를 연결시키고 매개체에 침으로 힐링을 할 때 건강 정보를 받는 매개체에서 자신이 필요로 하는 곳에 침을 꽂아 달라고 원합니다. 힐러가 매개체에 침을 꽂으려 하면 매개체가 원하는 곳에서 기운이 느껴지면서 침을 끌어당기는 것을 경험하게 됩니다.

초입자들이 신기함을 느끼면서 침을 매개체가 원하는 곳에서 멀어지려 하면 다시 당기는 것을 체험을 통해서 확인할 수 있습니다.

이렇듯 사람의 건강 정보가 매개체에 전달하고 매개체에 힐링 케어를 하면 다시 치유 정보가 사람에게 전달되어 건강이 회복되도록 하고 있습니다. 실제로 수많은 사람들이 체험을 하였으며, 뒷부분 체험편에서 그 실제 사례들을 공유하겠습니다.

🌸 심기신 이론

타인과 대체물을 싱크로하기 위해서는 수행자의 신체가 정기신精氣神 작용이 극대화되어 있어야 하며, 고도의 정신집중을 발현할 수 있는 신체를 통해 마음으로 기운을 운영할 줄 알아야 합니다.

즉, 마음心으로 사람의 육체身와 대체물을 기氣로 연결하여 치유하는 것이 홍지인 싱크로케어입니다.

앞에서 서술했듯이 사람 몸에 직접 침을 놓을 때는 강력한 전기감이나 통증 같은 고통이 수반되고 침술은 의료법으로 자격증을 갖춘 사람만이 허가되는 제한이 있습니다. 그리하여 법에 위배되지도 않고 뼛속 깊은 곳에 있는 독기를 제거하는 데 통증이 거의 없고 배우기만 하면 누구라도 할 수 있는 새로운 방법을 연구하기 시작하였습니다.

1994년에 기통이 된 이후 원격 기치유를 한 경험을 토대로 침과 원격 기치유를 결합하면 새로운 치료법이 나오겠다는 생각으로 연구를 하던 중에, 싱크로케어로 타인의 신체와 홍지인紅紙人을 동기화시켜 신체에 있는 독소를 배출함으로써 에너지의 흐름을 원활하게 소통하는 방법이 성공하였습니다.

원격으로 양자 에너지가 싱크로 되어 있기 때문에, 기혈이 막혀 있는 부위는 어느 곳이라도 홍지인紅紙人을 통해 접근할 수가 있습니다. 뇌 속, 오장육부, 뼛속, 골수 등을 관통하여 가장 깊은 곳에 있는 독소까지도 배출할 수 있었습니다. 이미 2400년 전부터 편작 선생이 '뱃속에 있는 병기는 치유가 불가능하다'고 세상에 선포하였지만, 홍지인 싱크로케어로 이 불가능하다고 하는 것을 가능하게 한 시대적 대사건이라고 할 수도 있습니다.

부성자夫性者는 신지근야神之根也라 신본어성神本於性이나

이성미시신야而性未是神也 오

기지형형불매자氣之炯炯不昧者가 내진성야乃眞性也라 시이是以로

신불리기神不離氣하고 기불이신氣不離神하나니

오신지신吾身之神이 여기與氣로 합이후合而後에

오신지성여명吾身之性與命을 가견의可見矣오

《환단고기》 - 단군세기 중에서

대저 성性이란 인간의 신神이 생겨나고 자리를 잡는 근거와 바탕神之根입니다. 신이 성에 뿌리를 두고 있지만, 성이 곧 신은 아닙니다. 기氣가 환히 빛나 어둡지 않은 것이 곧 참된 성품입니다.

그러므로 신神은 기氣를 떠날 수 없고, 기 또한 신을 떠날 수 없으니, 내 몸속의 신吾身之神이 기와 결합한 후에야 내 몸속의 본래 성품吾身之性(조화신)과 삼신의 영원한 생명인 나의 목숨命(교화신)을 볼 수 있습니다.

상고시대부터 우리 조상님들은 우주의 조물주를 오직 하나뿐인 절대 근원으로 일신一神이라고 하였습니다. 일신이 현실 세계로

드러낼 때는 조화신, 교화신, 치화신인 삼신三神으로 자신을 드러냈다고 전해지고 있습니다. 이 세 가지 신성神聖은 생명을 열고, 가르치고, 다스려서 창조의 목적을 성취하는 것을 뜻합니다.

일신一神 즉 삼신三神이며, 삼신三神 즉 일신一神이라고도 하였습니다.

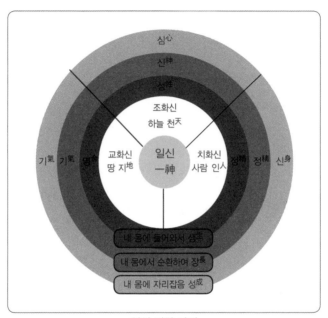

일신 변화 과정

생명을 열고 가르치며 다스려서 창조의 목적을 이루는 세 가지 신神, Spirit이 성명정의 충만한 기운으로 내 몸에 내려와서 정기신으로 작용하고 심기신心氣身으로 자리를 잡습니다. 홍지인 싱크로케어에서는 심기신心氣身을 활용하여 사람과 대체물을 동기화(싱크로)

시켜서 치유(케어)할 수 있도록 하였습니다.

이 근원적인 세 가지 이치를 사람 몸의 작용에 대입하면, 다음과 같이 정리할 수 있습니다.

심心 → 정신精神

기氣 → 기氣 에너지

신身 → 혈血, 육체

싱크로케어 이론은 이 심기신心氣身의 이치에 바탕을 두고 있습니다.

🌀 홍지인 싱크로케어 시 힐러의 느낌

사람의 몸에는 기혈의 흐름이 있고, 또한 사람과 연결된 대체물도 그 사람의 기혈의 흐름을 하고 있으니 싱크로 된 대체물에 사람의 막혀 있는 곳에 해당하는 부위에 침을 놓음으로써 막혀 있는 곳을 소통시키면 사람 몸의 기혈도 소통이 되어 흐르게 됩니다.

싱크로케어 힐러가 홍지인紅紙人에 침을 놓을 때 그냥 놓고 싶은 부위에 놓는 것이 아닙니다. 이미 사람의 기운이 홍지인紅紙人에 싱크로(동기화) 되어 있으므로 홍지인紅紙人이 스스로 침을 맞을 위치를 원하게 되는데, 이는 사람에게서 기혈이 막혀 있는 정보가 홍지인한테 전달되어 작용하기 때문입니다.

처음에는 이해하기가 어려울 수 있겠지만 실제로 체험하면 신비로운 현상을 인정하게 될 것입니다.

홍지인紅紙人에 침을 꽂아 케어할 때 홍지인紅紙人 자체가 원하는 곳에서 침을 끌어당기는 기운을 느끼게 됩니다. 이때 홍지인을 하는 힐러가 침을 살짝 이동시키려 하면 다시 침을 끌어당기는 기운을 느끼게 되는데, 이는 홍지인이 원하는 곳에 침을 놓게 하기 위함입니다. 이에 대해서는 홍지인 싱크로케어로 힐링을 해봤던 사람은 공히 체험하였던 부분입니다.

이것이 많은 사례를 통해 검증이 되었기에 책으로 출간하게 되었습니다.

🏵 인간의 본성은 무한한 능력을 소유

우리의 마음心은 무한한 능력을 갖추고 있습니다. 이 마음心을 개발할 수만 있다면 개발한 것만큼 그 능력을 얻을 수 있을 것입니다.

'일체유심조一切唯心造' '정신일도 하사불성精神一到 何事不成'이란 말이 알려주고 있듯이 '정신(마음)을 일심一心으로 가진다면 만 리 밖에 있는 군함도 한 손가락으로 물리칠 수 있다'라고 옛 성인께서 말씀하셨을 정도로 무한한 능력을 가지고 있습니다.

이런 마음心을 기운氣運 쪽으로 개발하면 기氣를 나름대로 자기의 전공 분야에서 효과를 극대화하여 자유자재로 사용할 수 있게 됩니다. 이것을 전문 용어로 기통氣通이 되었다고 합니다. 심공 수련을 하면 기통氣通만 하는 것이 아니라 심통心通·신통神通·의통醫通·이통理通·도통道通의 단계로도 진입할 수 있습니다.

그러면 자기 몸에 있는 독기(병기)를 제거할 수 있을 뿐 아니라 사람과 홍지인紅紙人의 기운을 동기화(싱크로)시켜서 타인의 몸속에 있는 독소(병기)들을 홍지인紅紙人을 통해서 체외로 배출할 수 있는 홍지인 싱크로케어의 힐러가 될 수 있습니다.

사람 마음心의 능력을 개발하기 위하여 본 기통 명상원에서는 '심공 명상수련'이라는 교육 과정을 4단계로 나누어 진행하고 있습니다.

이 교육 과정들을 체계적으로 이수하면 기통氣通의 경지로 가는 것은 개인차는 있을지언정 누구나 다 가능하며 홍지인 싱크로케어를 시술할 수 있는 사범의 자격을 갖출 수 있게 됩니다.

또한 지속적인 교육과 수행을 통해서 윗 단계로의 경지에까지 상승할 수도 있음은 당연한 것임을 알 수 있을 것입니다.

06 | 각 나라에서 행해져 오고 있는 홍지인

🏮 일본의 홍지인 싱크로케어

일본에서는 우리나라처럼 돌잔치가 없는 대신에 여자아이에게는 히나닌교(ひなにんぎょう=3월 인형)를, 남자아이에게는 고가츠닌교(ごがつにんぎょう=5월 인형)를 장식해주는 풍습이 이어져 오고 있습니다.

매년 3월 3일(히나마쓰리)에는 여자아이의 무병장수와 행복을 기원하는 행사로 붉은 천을 덮은 히나단 위에 히나 인형과 여러 음식을 올려 장식을 합니다. 히나단 맨 위에는 왕과 왕비를 본떠 만든 인형을 올리고, 두 번째 단에는 궁녀 인형을, 세 번째 단에는 악사 인형을 장식하여 놓습니다. 그리고 3월 3일이 지나면 바로 치워버리는데, 이유는 계속 장식해 놓으면 시집가는 것이 늦어진다는 속설이 있기 때문입니다.

매년 5월 5일 어린이날에는 남자아이의 건강을 비는 고가츠닌교五月人形를 집안에 장식하고, 입신양명을 비는 코이노보리를 집 밖에 장식합니다. 갑옷(요로이)을 입은 어린 장군이 아이의 몸을 지켜주고 사고와 질병에 걸리지 않게 해준다고 믿고 있으며, 강하고 멋진 남자가 되기를 바라는 가족의 마음을 담아 장식하는 것이 고가츠닌교입니다.

일본에서는 옛날부터 갑옷을 입은 어린 인형인 고가츠닌교는 몸을 지켜주는 도구로 중요한 역할을 해오고 있습니다. 그러므로 고가츠닌교(5월 인형)는 부모로부터 물려받거나 형제가 함께 쓰는 것은 별로 바람직하지 않으며 신사의 부적처럼 한 사람이 하나씩 가지는 것이 좋다고 믿고 있습니다. 주로 신화나 전설에 나오는 영웅적인 어린 주인공(모모타로나 킨타로)이 등장합니다.

이 인형들은 상당히 공을 들여 제작하여 가격이 몇십만 원에서 몇천만 원까지 합니다. 일본에서는 매우 중요한 풍습으로 여겨 많은 정성을 들이는 것을 알 수 있습니다.

사무라이 모습을 한 고가츠닌교五月人形의 기운과 남자아이의 기운을 동일시하여 건강하고 씩씩한 기운을 갖도록 하는 것입니다. 이와 같은 풍습으로 수행자가 아닌 일반 사람이라도 마음을 간절히 하여 기도하게 되면 어느 정도는 물질과 사람이 싱크로 되어 효과를 볼 수 있다는 것을 보여주는 사례라고 할 수 있습니다.

중국의 홍지인 싱크로케어

2004년 상영된 주성치 주연의 영화 '쿵푸허슬'에서 주성치는 독사에 물리는 상처를 입었지만 인중혈人中穴 근처에 들어간 독에 의해 오히려 임독맥이 소통되어서 자신도 모르게 무지막지한 힘으로 권법을 펼치게 됩니다. 그러나 그는 이런 자신의 잠재된 힘과 능력을 아직 깨닫지 못합니다.

그리고 악당인 절대고수 화운야신의 타격에 의해 거의 죽음에 이르렀으나, 부부 고수가 도와주어 가까스로 탈출합니다.

모든 뼈와 조직들이 끊겨버려 온몸에 붕대를 감은 주인공. 주인공의 몸은 붕대로 둘러싸여 있어 직접 몸에 침을 놓을 수도 없고 의식이 없어 약이나 탕약을 먹을 수도 없는 상황이었습니다.

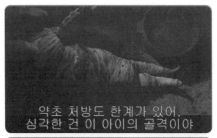

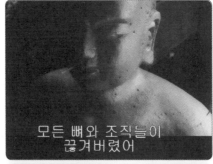

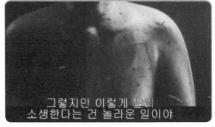

출처 : 영화 쿵푸허슬(2004) 중에서

　이때 영화에서 침술 경혈 인체 모형인 홍지인에 침이 들어가 있는 장면을 비춥니다.

　홍지인에 침이 꽂혀 있고 이 침들은 붉은 색의 실로 연결이 되어 있습니다.

　부상 당한 몸에 침을 놓지 않고 이 홍지인에 침을 놓아 치유하는 방법을 선택하였습니다. 그리고 주인공은 모든 부상이 치유된 것뿐만 아니라 더욱 놀라운 변화가 나타났습니다.

'모든 뼈와 조직들이 끊겨버렸어. 그렇지만 이렇게 빨리 소생한다는 건 놀라운 일이야.'

'화운야신의 타격이 기의 흐름을 정화하고, 오히려 독임양맥督任兩脈이 타통되었으니.'

미이라처럼 붕대로 꽁꽁 감겨 있던 몸에 엄청난 변화가 일어나게 됩니다. 누에고치가 나비로 환골탈태하듯이 마침내 주성치는 환골탈태를 하여 초절정의 고수로 부활을 합니다. 그리하여 자기를 미이라처럼 만들었던 화운야신을 이겨내는 절대 고수가 되었습니다.

악당의 타격으로 인해 오히려 더욱 정순하게 독맥과 임맥이 타통된 것입니다. 주성치가 홍지인의 치유법으로 부상당한 몸이 재생되고 독맥·임맥이 소통된 것은 '홍지인 싱크로케어'와 우연치고는 너무나 같다는 것을 알 수 있습니다.

우리 또한 영화의 주인공처럼 홍지인을 통하여 뼛속 깊은 독기까지 배출하여 기혈이 소통되게 함으로써 독맥과 임맥이 더욱 정순하게 소통되면, 자신조차 몰랐던 잠재된 능력들을 일깨울 수 있다는 것을 이 영화를 통해서 알 수가 있습니다.

사람의 몸도 환골탈태換骨奪胎가 될 수 있다는 바람을 홍지인 싱크로케어와 심공 명상수련에서 찾아볼 수가 있습니다.

🔘 우리나라의 홍지인 싱크로케어

〈이제 만나러 갑니다 - 25화〉

윤*영(함경북도 회령 출신) : 저희 언니가 유난히 다래끼가 좀 많이 났었어요. 그래서 할머니가 방법을 알려주시는데 하얀 종이를 항상 가져오래요. 그래서 갖다 주니까 사람 얼굴을 딱 그리는 거예요. 눈이 되게 중요해요. 눈을 꼭 그려야 되는 거잖아요. 그래서 본인이 난 쪽에다가 바늘을 콕 찔러 가지고 벽에다 이렇게 딱 붙여 놓는 거예요. 그러면 다래끼가 금방 사라져요. 진짜로 그런 방법을 굉장히 많이 썼어요.

임*경(함경북도 온성 출신) : 천 같은 데다가 얼굴을 그려서 꽂는 경우도 있고 달력 같은데 보면 화보 있잖아요. 연예인들 얼굴 같은 그런 거 있잖아요. 그런 눈에다 이렇게 그냥 꽂아놔요.

사람과 사물을 동기화하여 다래끼를 치유하는 방법은 지역에 따라 다양합니다. 연변 일대에서는 창문에 바늘을 꽂아서 다래끼를 치유하고, 전라남도 함평에서는 바늘구멍에 실을 꿰어 장롱 위에 올려놓아 다래끼를 치유했다고 합니다. 필자의 경험으로는 다래끼가 난 눈의 눈썹을 뽑아 돌 위에 놓고 그 위에 다시 돌을 올려 놓은 후 다른 사람이 그 돌을 발로 차면 다래끼가 사라졌던 기억이 있습니다. 50대 이상이라면 대부분 비슷한 경험이 있을 것입니다.

사물을 동기화하여 병을 치유하는 싱크로케어는 사실 우리 문화 속에 다양하게 존재해 왔습니다. 그러던 것이 일제강점기와 근대 산업화를 거치며 대부분 사라져 버린 것은 참으로 안타까운 일입니다. 조선총독부는 우리 역사와 민족혼을 말살하여 조선을 영구히 지배하려는 목적으로 우리의 정신과 혼을 간직한 민족종교(대종교, 천도교, 보천교)를 사이비종교나 유사종교로 몰아 탄압했습니다. 또 창씨개명, 신사참배를 강요하여 왜색을 주입하면서 한민족 고유의 풍습과 풍속은 미신이란 낙인을 찍어 말살했습니다. 게다가 해방 후 서양 사조의 득세와 근대화의 격랑 속에서 우리의 고유 문화는 더욱 뒷전으로 밀려났습니다.

하지만 우리 문화 속에 면면히 이어져 오던 동기화 치유(싱크로케어)는 많은 사례들을 통해 그 효과를 확인할 수 있었습니다. 어떤 치유법이 오래 전승되었다는 것은 나름의 분명한 효과가 있었기 때문입니다. 만일 아무런 실익이 없었다면 유구한 세월 동안 전해질 수 있었을까요? '뭇사람들의 경험의 축적을 통한 검증'이란 시험대를 통과했기에 가능했던 일입니다.

07 | 홍지인 싱크로케어 체험 사례

2008년부터 2021년까지 홍지인 싱크로케어를 체험했던 고객분들의 경험담 중 도움이 될만한 사례들을 받은 자료입니다.

✿ LSK님(남자, 63세)
– 뇌 속에 고여 있던 피떡이 사라지다

뇌출혈로 인해 운전 중 눈앞이 순간적으로 깜깜해지면서 아무것도 안 보여 교통사고까지 났었던 환자는 병원에서 MRI 촬영 결과 다음의 사진 1처럼 뇌에 하얗게 피가 고여 있는 것이 확인되었습니다.

병원에서 처방받은 약을 1달에 1병씩 복용하면서 홍지인 싱크로케어를 병행했고 상태가 점차 호전되어 2달에 1병, 4달에 1병으로 양을 줄이다가 1년쯤 지나서 다시 MRI를 찍은 결과 다음의 사진 2처럼 하얗게 고여 있던 부분이 거의 다 사라지게 되었습니다. 지금은 정상적으로 생활을 하는데 아무 지장이 없으며 오히려 이전보다 건강이 더 좋아졌다고 합니다.

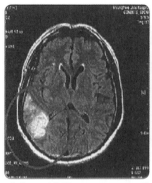 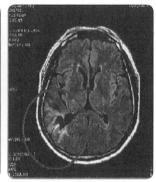

사진 1 : 뇌출혈 MRI-2009년 2월   사진 2 : 2012년 2월

🪷 호동이 어머님-원인불명의 통증(예전 암 치료 이력), 공황장애

저희 어머님(여자, 70세)께서 20년 동안 등과 엉덩이 부분이 뜨거워서 한양방 치료는 물론 몸에 귀신이 있다고 해서 굿까지 해볼 정도로 여러 가지를 다해봤지만 원인을 찾을 수 없었습니다.

20년 넘은 세월을 힘들게 살아오셨는데 나이가 들수록 증상이 점점 더 심해지셔서 한번 뜨거워지면 기운도 없고 입맛도 잃으시고 잠도 못 주무실 정도로 고통을 겪고 계셨습니다. 자식으로서 안타까운 마음에 지속적으로 인터넷 등 여러 자료를 찾아봐도 그런 병에 대해서 정보를 주는 곳은 없었습니다. 그러던 어느날 제가 건공모라는 밴드에 가입해서 어머님에 대해 글을 올렸는데 풍산 선생님이 답글을 주셔서 인연을 맺게 되었습니다.

선생님하고 통화를 한 후 고칠 수 있다고 하여 어머니가 선생님께 병에 대해 자세히 설명하고, 선생님이 어머께 상세한 답변을 해주시면서 믿음을 가지고 정식으로 홍지인을 시작하였습니다.

2018년 12월 1일에 처음 홍지인을 받았는데 선생님이 1주일 안에 효과가 없으면 비용을 돌려주신다고까지 하면서 자신 있는 모습을 보여주셨습니다.

하루에 한번씩 어머니와 통화로 경과를 체크하면서 홍지인을 지속적으로 해나갔습니다. 3일 정도부터 효과가 있는 것 같다고 어머니가 말씀하셨습니다.

3달 동안 총 6번을 받았는데 처음 시작할 때부터 등 부위의 통증이 많이 약해지고 또 통증 시간이 짧아졌다고 하였습니다. 세 번째 홍지인을 할 때부터는 목에서 가래가 많이 나오고 눈도 침침해져서 선생님께 물어보니 독소가 빠져나오고 있는 현상이라고 하면서 가래가 나오면 축복이라고 하셨습니다.

시간이 지날수록 가래는 안 나오고 등과 엉덩이 통증도 현재까지 약 70% 정도 호전되어 많이 좋아지셨습니다.

홍지인을 하기 전에는 이틀에 한 번씩 엄청 심한 통증이 왔는데, 지금은 1주일에 한 번 정도이며, 통증도 경미하여 선생님들께

고맙고 감사한 마음이 매우 큽니다.

⚜ DSH님(남자, 47세) – 직장암 · 고지혈증이 정상화됨

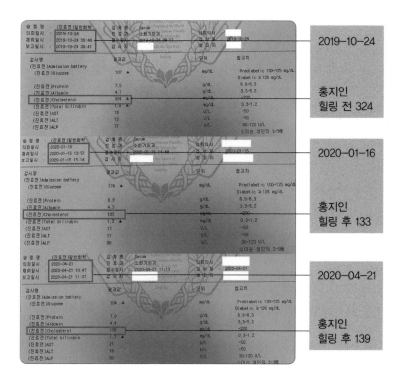

현재 홍지인 싱크로케어를 진행하고 있는 저의 홍지인 싱크로케어 진행 전과 후의 콜레스테롤 수치(총콜레스테롤 정상 수치는 200 미만)가 나타나 있는 자료입니다.

저는 2019년 10월 28일에 1차 시작하였고, 1주일에 1회씩 진행하였습니다. 사진 자료를 보면 알 수 있듯이 진행하기 전인 2019년 10월 24일 수치는 324로 높은 편이었습니다.

그러나 홍지인 싱크로케어를 진행하면서 콜레스테롤 수치가 점차 낮아져 2020년 1월 16일에는 133이 된 것을 알 수 있습니다.

2020년 2월부터는 2주에 한 번씩 진행을 하였고, 2020년 4월 21일 콜레스테롤 수치는 139로 큰 변화가 없었습니다.

사진으로 보면 알 수 있듯이 홍지인 싱크로케어를 하기 전보다는 확연히 수치가 낮아진 것을 확인할 수 있습니다. 이렇게 홍지인 싱크로케어를 함으로써 콜레스테롤 수치가 324에서 139로 확연히 떨어졌습니다.

홍지인 싱크로케어를 진행하면서 몸에 좋은 반응들이 서서히 나타남을 알 수 있었습니다.

🏵 KSH님(남자, 70세) – 간암 말기 완치 판정 받음

당시에 본인은 간암 말기로 식사도 하기 힘들고 거동도 불편할 정도였습니다.

간암 말기 판정 후 수술하고 항암치료 1차부터 면역력이 저하되고 기력도 많이 약해져서 항암치료가 1달간 보류되었습니다. 홍지인 싱크로케어를 1차 진행한 후 항암치료를 받는 데 식사도 잘하게 되고 항암치료 후에도 건강하게 활동하여 10개월 정도 지나고 완치 판정을 받았습니다.

2019년 10월 28일 1차 홍지인 싱크로케어를 시작하고 1달에 한 번씩 진행을 하였습니다.

딸의 가까운 지인으로 카이로프랙틱을 하는 선생님은 저에게 마지막 식사라도 대접하려고 근황을 물어보았다가 요즘 게이트볼을 치러 다닌다는 딸의 말에 깜짝 놀랐다고 합니다.

홍지인 싱크로케어를 받고 항암치료도 잘 받아서 10개월 후에 암이 없어졌다는 완치 판정까지 받았다고 하니 주변에서 다들 너무 신기해하고 있습니다.

⚜ DGS님 체험 사례

꽃을 가꾸고 꾸미는 작업이 너무 좋아서 오랜 기간 밤을 지새우며 작업한 날들이 많아지다 보니, 과로가 누적되어 한의원을 찾게 되었습니다.

진찰 중에 자궁 쪽에 혹이 잡힌다는 말을 듣고 가까운 대학병원에 가서 검사한 결과 난소암 초기 진단과 함께 직장암도 발견되어 정신을 차릴 겨를도 없이 수술 후 방사선과 항암치료를 하게 되었습니다. 치료 후유증으로 인하여 심한 불면증이 왔고 식사를 제대로 할 수 없어 살이 많이 빠지면서 가족들의 걱정과 우려가 매우 컸습니다. 외모는 어떻게 말을 해야 할지 모를 정도로 엉망이 되었습니다.

또한 허리와 다리까지 불편하여 힘든 나날을 보내고 있었는데, 2019년 10월 학술 행사장에서 오랜만에 풍산 회장님을 뵙게 되었고 저의 상태를 말씀드렸습니다. 며칠 후 저희 집으로 오셔서 둘러보시더니 수맥이 교차하는 지점이라 이곳에서 계속 산다면 건강에 더 위협을 받게 될 것이라며 이사를 권유하셨습니다. 곧바로 수맥 중화제인 안생으로 처리도 해주셨습니다. 그날부터 몸이 훨씬 편해지는 것을 느낄 수 있었습니다.

두 번의 수술로 만신창이가 된 몸과 마음을 홍지인 힐링으로 치유하게 됐는데, 독소가 발로 빠져나가면서 마음속의 응어리를 누군가가 풀어주는 듯한 느낌을 몇 번 받았습니다.

홍지인의 유래까지 알고 믿음을 가지고 치유를 받으니 더 효험이 큰 것 같았습니다. 홍지인 힐링을 받으면서 입맛이 돌아와 음식도 잘 먹게 되니 건강도 점차 회복되어가고 몸과 얼굴에 살이 붙어서 건강미를 되찾아가게 되었습니다.

몇 달 뒤에 이사를 하고 1달 뒤부터 불면증에서도 벗어날 수 있었고(수면제 복용량을 점차 줄이면서 이제는 수면제를 복용하지 않아도 잠을 편히 잘 수 있을 정도이다) 치료 후유증에서 벗어나고자 운동과 식생활에도 신경을 쓰면서 이나마 생활할 수 있음에 하루하루가 감사한 날들입니다.

건강을 잃고 나서 회복하려니 그 어려움과 소중함이란 이루 말할 수 없었습니다.

많이 힘들었을 때에 비하면 더할 나위 없이 새로운 삶을 살고 있음에 풍산 회장님께 깊은 감사를 드립니다. 홍지인 싱크로케어가 많이 알려져서 병마와 싸우고 있는 힘든 사람들에게 구원의 빛이 되었으면 하는 바람 간절합니다.

그 무엇보다 우선되어야 할 것이 홍지인으로 인해 건강해질 것이라는 환자 자신의 믿음이라고 생각합니다. 그 믿음이 자신뿐만 아니라 주변까지 건강한 에너지로 채워 주면서, 모든 사람이 건강한 삶을 누릴 수 있는 날이 왔으면 좋겠습니다.

🏵 JYS님 체험 사례

저는 51세로 평소 친하게 지내던 언니에게 홍지인 힐링을 소개 받았습니다. 처음에는 신기하고 의아한 생각도 들면서 쉽게 믿음이 가지는 않았습니다.

그러나 건강이 워낙 안 좋다 보니 그동안 좋다고 들은 것은 안 해본 것이 없을 정도입니다. 그래서 일단 해봐야겠다고 생각했습니다.

오랜 기간 약도 많이 먹어서 아무거나 먹을 수 없는 체질이 되었습니다. 심지어 영양제도 마음놓고 먹지 못했습니다.

저는 갑상선 암으로 22세에 한 번, 24세에 한 번, 지금까지 두 번의 수술로 부갑상선을 절제하고 방사선 옥소 치료까지 받았고, 지금은 씬지로이드, 칼슘제, 마그네슘을 평생 복용해야 합니다.

평상시 피곤은 많이 느끼지만 쉽게 잠들지는 못하고 잠을 자면 8~10시간 정도는 자야 겨우 눈이 떠지는데 자고 일어나도 피곤함은 풀리지가 않았습니다.

몸이 점점 둔해지면서 행동이 느려지고 아침에도 꼭 몸살기가 있는 것처럼 가라앉아 눈을 떠도 좀처럼 일어나기가 힘이 들었습니다. 일상적으로 활동하기가 힘들어지면서 우울증까지 왔습니다.

목 디스크, 등 협착증, 입병이 자주 생기고, 머리가 많이 빠졌습니다. 손목에 힘이 없고 손가락이 뻣뻣하여 병뚜껑을 따기 힘들 정도이고, 통화를 좀 길게 하면 팔이 심하게 아팠습니다.

다리도 잘 붓고 저리며 소화가 잘 안 되어 소화제를 달고 살았고, 손도 자주 딸 정도였습니다. 온몸이 전체적으로 많이 붓고 뻣뻣하며, 머리도 자주 아팠습니다.

이 정도로 여러 군데 아프다 보니 살아가는데 어려움이 많았습니다.

그런데 홍지인 힐링을 만나고 많이 달라졌습니다. 지금은 활동하는데 전혀 문제가 없습니다. 수술을 안 하고도 완치라는 걸 기대해도 될 뻔했는데 그 점이 아쉬울 뿐입니다.

홍지인 힐링을 처음 할 때는 호전되는 것을 잘 느끼지 못했습니다.

그런데 한 4~5일 정도 되었을 때 딱히 아프다기보다는 움직일 때마다 아이고 소리가 절로 나올 정도로 몸이 힘들어 아이고하면서 다녔습니다. 너무 힘들어서 4일 정도는 아무 일도 못하고 집에서 누워서 지냈습니다.

그리고 좀 나아질 때쯤 갑자기 허리가 아팠습니다. 머리 감을 때 허리를 펴기 힘들 정도로 아프다가 허리가 좋아질 때쯤에는 엉치가 아프고, 엉치가 좋아질 때쯤에는 배가 좀 붓는 것처럼 배가 빵빵해졌습니다. 배가 가라앉을 때쯤에는 손가락이 뻣뻣해지면서 심하게 아팠습니다.

증세는 여기저기 조금씩 옮겨 다니면서 나타났습니다.

그렇게 한 달 정도 지나자 자연스럽게 활동하는 게 편해지고, 잠도 5~6시간 정도 자고 일어나도 편안해졌습니다. 지금은 매사에 부지런해졌으며 피곤함도 못 느낄 정도로 즐겁게 생활하고 있습니다.

이것만으로도 홍지인 힐링하길 잘했다고 생각합니다. 뭐든지 꾸준한 게 좋다고 계속해볼 생각입니다.

🏵 JHS님 체험 사례

대상포진이 걸리면 병원에서는 바이러스가 신경에 침투해서 발생한 것이라고 약과 주사 처방을 하고, 너무 심하면 병원에 입원해서 치료를 받으라고 합니다.

대상포진은 다른 병들과 같이 통증이 있지만 다른 점은 신경성 통증을 유발하고 피부에 수포가 생기는데 수포가 과다하면 상처가 생겨 옷이 스치기만 해도 피부 속에서 나는 통증으로 많은 고통을 받습니다.

기통 명상원 회원인 저는 대상포진이 급격하게 진행이 되었지만, 홍지인을 받으면서 차도가 있는 것을 현저하게 실감했습니다. 그래서 요즈음 코로나로 인해 스트레스를 비롯해서 아프신 분들이 많아지는 것 같아 정보를 공유하고자 합니다. 대상포진이 발생한 날부터 호전되는 상황을 간략하게 정리해보았습니다.

5월 20일 뻐근하게 통증이 나타났습니다.

　21일 조금씩 발진이 나타났습니다. 따끔거리고, 수포가 나타나서 주변에서 대상포진이 아니냐고 했는데 그럴 일 없다고 무시했습니다.

　22일 가슴이 몽우리지는 것처럼 뻐근해지면서 통증이 나타나고 수포가 많아졌습니다.

　23일 급격하게 번지면서 등부터 갈비뼈를 따라서 가슴까지 피부가 빨개지고 수포가 많아지면서 매우 심하게 뻐근한 통증이 느껴졌습니다.

　24일 병원에서 대상포진이니 입원해서 치료하라고 권유했는데, 곧바로 홍지인 힐링을 시작했습니다.

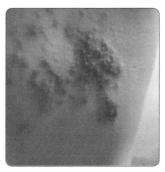

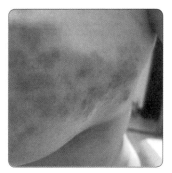

22일 피부에 발진이 일어났습니다.

23일 왼쪽 가슴라인 옆을 따라서
발진이 일어났습니다.

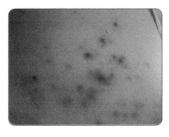

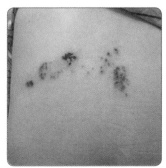

29일 왼쪽 가슴의 농이 없어지면
서 딱지가 지고 있으며, 피부
톤이 맑아졌습니다.

29일 등의 상처도 조금씩 작아지
고. 피부는 제 색깔로 돌아왔
습니다.

27일 수포가 난 곳에 뻐근한 통증이 느껴졌습니다. 등은
자면서 옷에 쓸렸는지 상처가 나서 따가웠습니다.
28일 등의 상처 부위가 아물면서 통증이 사라졌습니다. 가슴 쪽의 통증도 사라지고, 수포가 난 곳도 아물었습니다.

29일 가슴 쪽의 수포가 많이 없어지고 등의 상처는 조금씩 작아지고 있습니다.

6월 1일 좋아지고 있다는 느낌이 확실히 들었습니다.

9일 등의 상처 부위가 붉어졌는데 아프지는 않았습니다.

피부가 붉은색이였던 곳이 많이 줄어들었습니다.

10일 가슴 쪽의 수포가 난 곳은 완전히 아물고 있습니다.

홍지인을 받으면서 상처만 낫게 하는 것이 아니라 몸 전신의 기능을 살린다는 느낌이 들었습니다. 앞으로도 계속 홍지인을 받으면서 살아가려고 합니다.

⚜ KGY님 체험 사례

1) 명상으로 홍지인을 체험하다

홍지인을 하기 전에 100일 정도 시간과 장소를 가리지 않고 하루도 빠짐없이 100배례를 올리고 틈틈이 기도하면서 수행하는 생활을 하게 되었습니다.

그렇게 하다 보니 위궤양과 식도염이 있었는데 없어졌습니다. 그리고 허벅지와 발목 등에 대상포진이 있었는데 없어졌고, 몇 년 동안 엄지발가락이 붓고 감각이 없었다가 가끔은 통증이 심각하게 오는 통풍을 앓았었는데 이 또한 사라졌습니다.

정말 명상과 수행은 덤으로 건강을 선사한다는 것을 이론이 아닌 몸으로 체험하게 되니, 내 안에서 기쁘고 흐뭇해하는 또 다른 나를 보게 되었습니다.

그런데 100일 단전호흡과 명상수행을 했는데도 무언가 풀리고 뚫리는 것이 부족한 느낌이 있었습니다.

그러는 와중에 김풍산 선생에게 전화가 와서 오랜만에 만나게 되었습니다. 오랜만에 만나니 《홍심정》이라는 책을 썼다고 친필 사인을 해서 선물로 주기에, 수행과 명상에 도움이 되는 정성이 들어간 책 같아서 꼭 읽어보겠다는 마음으로 고맙게 받았습니다.

지금도 홍지인을 경험한 첫 날을 잊을 수가 없습니다.

사실 풍산 국제기통힐링협회장님께서 기인이라는 것은 예전부터 알고 있었으나 책에 대해서는 별반 기대는 없었습니다.

그래서 집에 와서 목차를 보고 대충 훑어 본 뒤에 책상 위에 올려놓고 며칠 잊고 지냈습니다. 그러다가 3, 4일 후 《홍심정》을 읽기 시작했는데, 책을 놓을 수가 없어서 끝까지 한 번에 다 읽어 내려갔습니다.

그 후 제가 김풍산 선생에게 연락을 해서 분당의 한 카페에서 만나 책에 관한 이야기를 하면서 '홍지인을 한 번 해보겠다'고 했습니다. 그리고 헤어지면서부터 기운이 인당에 모여서 수행을 하고 싶은 마음이 강하게 들었습니다. 그날 일상이 정리되고 홀로 된 밤이 되자 다시 인당에 기운이 밀려들어오는 느낌이 들어 3시간 이상 집중 수행을 했습니다. 이상하게 피곤한데도 집중이 잘되고 자세가 흐트러지지 않았습니다. 정말 뿌듯한 시간이었습니다.

그리고 나서 이틀 후 홍지인 힐링을 받은 날 저녁에 자발도공을 하는데 갑자기 배가 부르고 숨이 차면서 방광이 터질듯했습니다. 10분 정도 생리현상을 참으면서 도공을 하는데 갑자기 인당에 기운이 몰려오면서 하늘에서 서기瑞氣가 한꺼번에 내려오는 듯했습니다. 그러나 터져버릴 것 같은 생리현상을 참을 수가 없어서 수행을 더하고 싶어도 할 수가 없었습니다.

볼일을 보고나자 정말 시원하고 몸이 가벼워졌습니다. 골반을 포함한 단전 주위 복부에 막혀 있던 노폐물이 빠져나가면서 막힌 기혈이 뻥 뚫린 느낌이었습니다. '이것이 습독이 나가는 것이구나, 내 몸에서 독기가 이렇게 왕창 빠져나갈 수도 있구나'라고 생각했습니다.

그리고는 너무 피곤해서 그냥 잘 수밖에 없었습니다.

① 홍지인 중 양자 측정기 1차 비교(2018년 10월 18일~2018년 11월 6일(20일간))

합리적이며 근거 있는 과학적 내용의 데이터로 현대적인 해석이 필요할 것 같아 미리 양자 측정기로 측정하고 준비를 했습니다. 100일 수행 후 많이 좋아졌음에도 불구하고 좋지 않은 것이

33가지나 되었습니다. 아마 100일 전에 측정해봤으면 훨씬 많은 것이 좋지 않았을 것이라고 생각합니다. 약 20일 만에 7가지가 좋아졌지만, 26가지는 여전히 좋지 않았습니다.

저의 양자 측정에 대한 정확한 자료는 다음의 카페에 들어가 확인하시면 참고가 될 것입니다.

http://cafe.naver.com/king4949/5101

② 홍지인 중 양자 측정기 2차 비교(2018년 11월 7일~2018년 12월 6일(30일간))

약 1달 만에 또 6가지가 좋아져서, 아직도 20가지가 좋지 않지만 계속 좋아지고 있어서 정말 감사한 일입니다.

2) 홍지인의 원리에 대한 고찰

홍지인의 발원과 유래는 침鍼에서 왔다고 할 수 있습니다. 침은 침인데 기존의 한의서에서 이야기하는 경락에 침을 놓는 그런 침이 아니고 풍산 선생이 천상에서 알음귀를 받아 내린 침이라고 할 수 있습니다.

나는 풍산 선생과 서로 잘 알고 지내던 20년 지기라서 솔직하게 '어떻게 해서 이런 들어보지도 못한 침술鍼術을 창조創造했냐?'고 물어보니 풍산 선생이 말하기를 '몸이 안 좋았는데 침을 아픈 부위에 꽂게 됐는데(놓은 것이 아니라 들어갈 수 있는 곳까지 깊숙이 찔러 꽂은 것이라 표현함), 침을 꽂고 나서 한참 있으니까 몸속의 독기(열독, 냉독, 습독)가 빠지면서 몸이 가볍고 시원한 느낌이 들면서 굉장히 빨리 나았다'는 것입니다.

그래서 '아프다는 사람들이 있으면 침술을 이용하여 치병을 하는 일을 하게 됐다'고 합니다. 그런데 '이 좋은 일이 대한민국 법으로는 불법이라고 해서 침을 몸에 놓지 않고 인형에 동기화를 시켜서 놓게 되었는데 이 또한 효과가 있었다'고 했습니다. 그러면 '직접 침을 놓는 것과 동기화해서 놓는 것은 차이가 많이 나지 않느냐?'고 하니까 '사람에 따라서 약간의 차이가 나지만 독기(열독, 냉독, 습독)가 빠지는 효과는 있었다'는 것입니다. 차이점은 '침은 효과가 즉시 나타나지만 동기화한 침은 1달에서 2달 정도 지나야 독기(열독, 냉독, 습독)가 서서히 다 빠진다'고 했습니다.

침으로 뼈가 부러지거나 삐었을 때 다스리는 바로 그 원리다 싶었습니다. 백문百聞이 불여일견不如一見이요. 백견百見이 불여일행不如一行이라고 마침 내 손바닥 장심에 혹이 생겼기에 '내 손에 침을 놓아보아라'했더니 장심 혹에 하나 검지와 장지에 하나씩, 침을 뼈에 꽂는다는 것이 맞는 말일 듯싶게 깊게 놓고 약 1시간 정도 있으니 처음에는 찌릿찌릿하고 아프면서 아리더니 시원해지기 시작했습니다. 한 3시간 정도 지나자 냉기가 다 빠진 듯 덜 차갑기에 상태를 말했더니 '이제 빼보자'고 했습니다. 그런데 침을 빼고 나서도 시원하면서 상처만 좋아진 것이 아니라 침 놓은 손 전체가 기혈 순환이 잘된다고 느껴졌습니다. 혈액이 모세혈관까지 잘 도는 것 같아 머리까지 상쾌해지고 기분이 좋아졌습니다.

한의원에 가서 침을 많이 맞아 보았지만 이런 경험은 처음이었습니다. 침으로 '독을 빼고 기혈 순환을 좋게 할 수도 있구나'하는 경험을 몸소 체험했습니다. 그리고 내가 호기심이 정말 많은 사람이라는 것도 느꼈습니다. 그래서 '그러면 침으로 임맥도 뚫고 독맥도 뚫고 인간의 12경락의 통로를 열 수도 있겠구나' 하는 생각이 머릿속에 자리 잡게 되었습니다.

침술鍼術로서 기氣의 통로를 열어서 독기(열독, 냉독, 습독)를 사瀉하기도 하고, 기氣의 통로를 열어서 지기至氣를 보補하기도 하는 것입니다.

명상과 수행을 하는 사람은 다 아는 사실이 있습니다. 장심에 기감이 생기면 장심으로 탁기濁氣를 내보낸다고 생각하고 장심을 열면 탁기濁氣가 나가고, 장심으로 지기至氣를 내보낸다고 생각하고 장심을 열면 지기至氣가 나갑니다.

내 몸에서 탁기濁氣가 나가면 몸이 건강해지고, 내 몸에서 지기至氣가 나가면 신유神癒가 되어 치유治癒가 됩니다. 이 보사補瀉의 원리가 내 몸에서 잘 일어나도록 돕는 치료법이 한의학과 민간요법으로 자리 잡았던 것입니다. 그 원리로 침술鍼術과 뜸, 경락 마사지 등이 있습니다.

① 심心 기氣 신神
기氣는 힘power이고, 에너지energy이며 장場입니다.

기氣는 음이 되었다 양이 되었다 변화합니다. 기氣는 자체가 태극太極체입니다. 이 우주 전체가 하나가 묶은 일一 태극太極이요 이 우주 안에 삼라만상이 각개各個 일一 태극太極인 일기一氣의 작용인 것입니다. 기氣는 목화토금수로 변화무쌍하게 변화합니다. 이 기氣는 하늘에서는 10천간天干으로 땅에서는 12지지地支로 변화하지만 이 또한 역시 일기一氣의 작용입니다.

이 기氣를 잡아 돌리는 것이 바로 마음 심心자 한자에 달려 있으니 우주는 일체유심조一切唯心造라는 말이 바로 이를 일컬음입니다. 그리하여 내 몸에서 기통이 되면 마음으로 기를 내보내고 마음으로 기를 끌어들이면서 기를 잡아 돌리는 일이 가능해집니다.

마음으로 기를 운용할 줄 알면 내 몸 안에서 하늘의 천기天氣와 땅의 지기地氣가 만나서 혈血이 정화精化되고 정精은 기화氣化되고 기氣는 신화神化되듯이, 이 기가 내 몸 밖에 나와서도 똑같은 이치로 내 마음 먹기에 따라서 기氣를 신화神化시켜서 인형으로 동기화시킬 수 있고, 그 동기화된 인형에 침을 놓으면 100%는 아니지만 절반의 절반이라도 효과가 있는 것입니다. 아프지도 않고 이 얼마나 신통한 법력이란 말입니까?

🌀 KYH님 체험 사례

1~2년 전부터 심장이 가끔 아파왔는데 참고 버티며 일을 다녔

습니다. 그런데 올해 1월부터 가슴 통증과 두근거림, 호흡까지 힘들어지면서, 피곤해도 등 부분이 아파서 잠을 거의 자지 못할 정도가 되어 항상 몸이 천근만근 무거운 느낌이 들었습니다.

안 되겠다 싶어서 심장내과에 가서 검사하고 협심증 약과 부정맥 약을 받아왔는데 1주일을 먹어도 차도가 없어서 약을 안 먹기 시작했습니다.

이렇게 아프다가는 내가 어떻게 되겠다 싶은 심정이었는데 지인으로부터 풍산 회장님과 홍지인 힐링에 대한 이야기를 듣고 이 방법으로 내 몸의 건강을 회복할 수 있겠다는 믿음이 생겨서 2021년 1월 22일에 처음 시작했습니다. 홍지인 힐링을 하면서 심장이 많이 안정됨을 느낄 수 있었고 오랜만에 깊은 잠을 잘 수 있었습니다.

초기에는 낮에는 그런대로 몸이 편했는데 밤이 되면 심장도 아프고 머리도 아팠습니다. 지속적으로 홍지인 힐링과 기통 심공 명상수행을 하면서 며칠 동안 밤이 되면 뼛속에서 냉기가 나오는데 이렇게 내 뼛속에 냉기가 많이 있는 줄은 몰랐습니다.

아마도 30년 전 막내딸을 낳고 산후조리 중 냉기가 온몸으로 들어와 고생한 적이 있었는데, 이때 들어온 냉기들이 이제야 홍지인 힐링과 기통 심공 수행을 하면서 나가는 것 같았습니다.

이렇게 냉기가 나가고 난 후 며칠 뒤부터는 온몸에서 습독이 빠져나가는데 아침에 잠에서 깨면 식은 땀을 흘린 듯이 이불과 옷이 젖어 있었지만 오히려 몸이 편해지는 것을 느꼈습니다. 이것을 여러 차례 반복하니 몸이 한결 가벼워지는 것을 느끼게 되었습니다.

풍산 회장님께서 내 몸에 있는 열독이 나가고, 열독이 어느 정도 나가면 다시 냉독이 나가고, 냉독이 나가면서 습독이 나간다고 하셨는데, 이것을 직접 체험하면서 인체에 쌓여 있는 독소들이 어떤 성질을 갖고 있는지 알 수 있는 좋은 기회가 되었습니다.

처음 힐링을 받을 때는 운전을 할 수 없을 정도로 건강이 안 좋았는데 그 이후로 얼마 되지 않아서부터는 운전을 잘하고 다닙니다.

지난 4월에 막내딸이 예쁜 손자를 출산했는데, 머리도 크고 몸무게도 많이 나가서 제왕절개 수술을 하여 붓기가 심했습니다.

딸의 몸이 빨리 회복되길 바라는 마음에서 홍지인 힐링을 해줬는데, 출산한 지 한 달이 되면서 붓기가 거의 다 빠지는 것을 보고 홍지인 힐링의 독소 제거 능력은 참으로 탁월하다는 것을 다시 한 번 경험하게 되었습니다.

이 지면을 통해 회장님께 다시 한 번 감사하다는 말씀을 드리며, 많은 분들이 직접 체험하시기를 권해드립니다.

🏵 LYU님 체험 사례

홍심정에 방문하기 전에 귀에서 들리는 심한 고주파 음 때문에 3일에 1~2시간밖에 잠을 자지 못하였으며, 병원과 한의원에 가

봐도 별다른 효과가 없고 귀 쪽에 봉침 주사까지 맞아도 차도가 보이지 않았으며, 수기 치료도 받았으나 효과가 없었습니다.

홍지인 싱크로케어를 하고 기통 심공 명상수련을 하면서 차가운 냉기와 통증을 유발하는 열독이 양손 장심으로 회전하는 것처럼 빠져나오는 기운이 매일매일 느껴지고 있으며, 양팔에 멍이 든 것처럼 독소가 나오고 사라지기를 반복하였습니다.

지금은 홍지인 싱크로케어와 함께 기통 심공 명상수련으로 고주파 음이 사라지고 낮은 주파수의 음만 들리는 상태로 호전되어 잠을 잘 수 있게 되었습니다.

9월 28일 처음으로 홍지인 싱크로케어를 받았고 총 5번하였습니다. 또 수련원에 내방하여 기통 심공 명상수련을 집중적으로 수차례 수행하였습니다(4시간 정도 수행한 적도 있습니다).

다음은 홍지인 싱크로케어 내역이 있는 카페 주소입니다. 참고하시면 좋을 것 같아 알려 드립니다.

9/28 https://cafe.naver.com/king4949/4963

10/4 https://cafe.naver.com/king4949/4975

10/19 https://cafe.naver.com/king4949/5003

10/28 https://cafe.naver.com/king4949/5016

홍지인 싱크로케어를 시작한지 얼마 안 된 10월 15일에 양자 측정을 하였고 37일 뒤에 다시 측정한 결과 다음의 항목들이 모두 정상 범위로 치유된 것을 확인할 수 있었습니다.

뇌혈관 탄성 부족(뇌혈관 굳어 있음)

폐 기능 · 동맥혈액 산소 함량(부족)

뼈 밀도 · 칼슘 유실량(많음)

뼈 성장 · 장골치유 상태(미약)

미량 원소(부족)

인체 독소 · 농약 유독 잔류물(존재)

홍지인 싱크로케어는 몸속 깊은 곳까지 관통하여 작용하기 때문에 뇌 속 → 뇌혈관, 뼛속 → 뼈 밀도 또한 치유가 되었으며, 또한 전체적으로 신체의 모든 기능이 상승하였습니다.

계속해서 홍지인 싱크로케어를 받은 데이터를 모아 객관적 데이터로 효능을 입증하겠습니다.

다음은 홍지인 싱크로케어가 한 달이 넘으면서, 제가 두드러지게 느끼는 몸의 변화만 적어 보았습니다.

① 지난 몇 년 동안 낮 또는 저녁에 일정한 패턴으로 '불가항력적으로 잠'이 몰려오는 경우가 많았는데, 현재는 정신이 오히려 명료하면서 잠이 거의 오지 않습니다.

예전 거의 매일 점심 후 20분~30분 동안 정신없이 잠이 몰려왔습니다. 그리고 식후에 영화를 보면, 앞부분 30분 정도는 잠이 몰려와 못보는 경우가 종종 있었으며, 거의 매일 저녁을 먹고 오후 9시 정도만 되면 잠이 몰려왔습니다.

아마도 뇌 쪽으로 가는 혈류 변화가 요인이 아닐까 생각합니다.

② 지난 10년간 사물을 보는데 눈이 침침하고 왠지 불편한 느낌이 있었는데, 현재는 눈의 시야가 예전보다 편안한 느낌이 듭니다. 눈 근육으로 공급되는 혈류가 원활치 않았다고 스스로도 느끼고 있었는데, 최근에 혈류 변화가 있는 것으로 판단됩니다.

③ 취침 시 중간에 두 번 정도를 깼다가 다시 자곤 했는데, 현재는 중간에 거의 깨지 않고 아침에 눈이 명료하게 떠집니다. 지금 생각해 보면, 예전에는 수면이 전혀 깊게 이루어진 것이 아니라고 판단됩니다.

④ (오랜만에 본) 지인으로부터 혈색이 좋아지고, 얼굴에 주름진 부분이 조금씩 펴진다는 소리를 들었습니다. 힐링을 통해 독기가 빠지면서 굳었던 근육과 뼈가 서서히 제 모습을 찾아가는 게 아닐까 생각합니다.

⑤ 전체적으로 피로함과 무겁다고 느꼈던 몸이 맑아지고 가벼워진 느낌이 듭니다.

저는 힐링을 받으면서 과거와 현재 몸의 차이를 이제야 심각하게 인식하는 계기가 되었습니다. 앞으로는 또 어떤 변화가 나올지 매우 기대되는 나날을 보내고 있습니다.

진실된 마음으로 케어해 주시는 홍지인 싱크로케어 실무자 분들께 진심으로 감사드립니다.

🔘 OCG님 체험 사례

저는 과거에 갑상선기능항진증, B형 간염, 기관지확장증의 병력이 있었습니다.

2011년 겨울에 건축현장에서 일을 하던 도중에 과로누적으로 인하여 우측 안면신경마비(구안와사)로 쓰러진 후 2년 동안 마비 증세, 어지럼증, 구토 증세로 후유증을 겪었습니다.

여러 번 응급실에 가기도 했습니다.

2014년 5월 어느 날 밤 12시경에 마비 증상이 오고 어지럼증과 구토 증세와 호흡곤란까지 생겨 25년 전부터 알고 지낸 풍산 회장님이 비대면으로 치유가 가능하다는 것을 알고 있어서 회장님께 전화를 하여 홍지인 힐링을 해달라고 부탁을 하였습니다.

당시 풍산 회장님은 경기도 광주시 자택에 있었고, 저는 부천시 상동에 있었습니다.

당시에 얼마나 아팠는지 이렇게 아프다가 죽을 수도 있겠다는 생각까지 들었는데 119에 전화하자니 답이 없을 것 같았습니다.

홍지인 힐링을 시작하면서부터 30여분 동안 머리 정수리 백회

부근부터 찌릿찌릿하고 막힌 기혈이 통하면서 좌측 안면이 풀어지고 우측 안면도 풀어지기 시작했습니다.

가슴 부위와 위장 부분에서 트림이 나고 소장·대장 부위에서 꼬르륵 소리가 나며 가스가 배출되었습니다. 꼭 뱃속에서 기운이 회오리치는 것처럼 풀어지는 게 정말로 신기하였습니다.

답답한 위장의 울렁거림과 구토 증상도 다 사라졌습니다.

양손과 양발이 찌릿거리면서 기운이 소통되는 것을 느꼈습니다.

이처럼 머리 끝부터 손발 끝까지 막힌 기혈이 뚫리고 소통되는 현상이 30분 이상 지속되었습니다.

앉지도 눕지도 못하는 증상이 모두 사라지고 오랜만에 제대로 누워서 잠을 잘 수 있었습니다. 이후 마비, 구토, 어지럼 증상이 사라지고 정상적인 생활을 할 수 있었습니다.

이것을 체험하기 전에는 풍산 회장님의 능력을 70%는 믿고, 비대면으로 치유한다는 것은 30% 정도는 의심을 했었으나, 막상 내가 비대면 치유인 홍지인 힐링을 받고 죽을 것 같이 아팠던 통증들이 사라지고 건강이 회복되는 것을 경험하니 그동안 의심했던 것에 무척 미안함을 느끼게 되었습니다.

이제 풍산 회장님이 하는 치유법에 대해서는 100% 그 이상의 믿음을 가지게 되었으며, 지면을 통해서 다시 한 번 고마운 마음을 전합니다.

⚜ BJK님 체험 사례

홍지인 체험기(2020년 6월 3일~8월 2일)를 간략하게 정리한 것입니다.

저는 태어날 때부터 몸에 지방종(몇 해 전 진단 시 200개 정도 있었음)이라는 특이한 병을 50년 동안 가지고 있어서 홍지인 힐링을 시작하게 되었습니다.

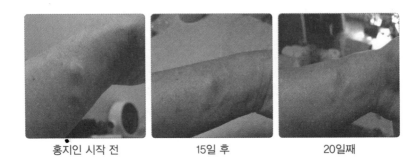

홍지인 시작 전   15일 후   20일째

6월 3일 홍지인을 시작하였습니다.

5일 아침 기상 시에 기지개를 켜니 높은데서 앞으로 쓰러지는 듯한 느낌이 머리 쪽에서 잠깐 일어났는데, 저녁에 자기 전에는 팔뚝과 허벅지에 열감이 느껴졌습니다.
6일 머리가 개운해지는 느낌이 들면서 발이 뻑뻑해진 느낌이 줄어들었습니다.

7일 시력이 조금 개선되었습니다.

8일 그동안 혼란스러웠던 생각의 정리가 잘되는 느낌이 들었습니다.

9일 뒷목 어깨 상부에 약한 경직이 일어났습니다.

11일 뒷목과 왼쪽 어깨 부분에 오전 내내 경직이 일어났으나 오후에 풀렸습니다.

13일 뒷목의 경직이 심해 머리를 못 돌리고 고개를 숙이지 못했습니다.

14일 홍지인 추가 치유로 홍익 기통테라피와 기통봉으로 풀기 시작하였으나 뒷목 경직이 하루 종일 발생하였습니다. 취침 전에 조금 완화되었습니다.

15일 기상 시 뒷목 경직이 남아 있는 상태가 유지되었습니다. 홍익 기통테라피와 기통봉으로 풀기 시작한 후 30분이 지나서 고개 돌리는 것과 고개 숙이는 동작이 자연스러워졌습니다.

16일 기상 시 느껴졌던 뒷목 경직이 조금씩 풀어지면서 샤워를 하면서 경직이 많이 풀리는 것을 느꼈습니다.

17일 어제와 같았습니다.

18일 앉아 있으면 한참 후에(2~3시간 후) 경직이 느껴지고. 피곤함이 빨리 느껴졌습니다.

홍지인을 시작한지 27일이 되었습니다.

오늘은 자고 일어나서 종아리 양쪽과 오른쪽 팔뚝에 시린 느낌이 1시간 가까이 났다가 사라졌습니다.

몸에 변화가 일어나는 것이 너무 신기합니다.

홍지인을 하면서 일어난 신비로운 현상으로 다이어트를 해야 근육량이 늘고 체지방과 체중이 줄어드는 것이 일반적인데, 자연스럽게 체중이 늘고 지방이 줄어들었습니다.

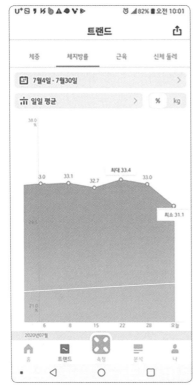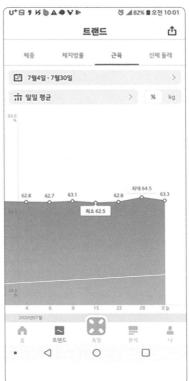

체지방 측정기

홍지인을 하면서 운동을 거의 못했는데도 불구하고 체지방이 줄어드는 일이 일어났습니다. 회장님께 질문을 하니 뼛속에 독소가 빠지고 진기가 차면서 나타나는 현상이라고 하셨습니다.

근육을 조금 더 붙이면 체중도 같이 줄어들 것 같습니다.

홍지인과 기통 심공을 만난 지 34일째가 되는 날입니다.

얼굴 피부 변화와 지방종 변화를 비교가 쉽도록 사진을 첨부하였습니다.

오른쪽 이마에 지방종이 있던 것이 밖으로 배출되면서 각질도 개선이 되고, 종기가 난 것처럼 나오면서 3일 안에 저절로 아물게 되었습니다.

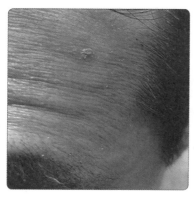 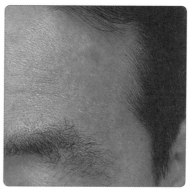

| 30일째 | 34일째 |

홍지인과 기통 심공 체험 36일째입니다.

홍지인과 홍익 기통테라피로 지방종이 나오고 나서 독소가 나오는 피부의 변화입니다.

　홍지인과 홍익 기통테라피는 몸의 독소를 빼주는 것이 확실합니다.

　어제 저녁에는 피곤이 밀려 왔습니다. 11시 이전에 잔 적이 많지 않은데 독소가 빠지려고 할 때 한 번씩 심하게 피곤해집니다.

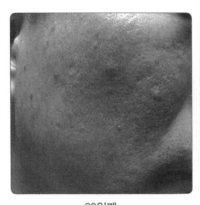 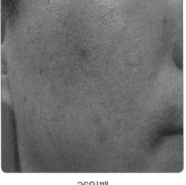

30일째　　　　　　　　　　　36일째

　홍지인은 몸속의 독소를 밖으로 배출을 시켜주는 능력이 있는 치유법인 것 같습니다. 다른 치유 방법과 다르게 시간과 생활의 제약을 받지 않아서 더 편한 것 같습니다.

　그리고 몸 전신에 작용을 하고 있고 열감, 차가운 냉기, 따가움 같은 느낌도 줄면서 몸이 좋게 변하는 것이 느껴집니다.

🌑 YGY 어머님 체험 사례

2021년 5월 중순에 어머니가 병원에서 위암 판정을 받게 되어 너무 충격이 컸습니다.

위암 판정을 받은 다음 날 풍산 회장님이 제 사무실에 방문하시어 말씀을 나누던 중에 홍지인에 대해서 다시 한 번 자세히 설명을 듣고 아프신 어머니를 생각하여 희망의 끈이라도 잡겠다는 간절함으로 홍지인 힐링을 신청하게 되었습니다.

신청한 다음 날 어머니께 홍지인 힐링을 해준다는 소식을 듣고 다음날에 어머니를 만나 건강을 살피니 평소엔 몸이 안 좋으셔서 외부 활동도 자제하시고 사람을 만나는 것도 싫어하시어 걱정이 많았었는데, 뜻밖에도 밖에도 나가시고 텃밭도 살피고 계셨습니다. 다음날에는 집이 광주 태전동인데, 성남 모란장에 다녀오셨다는 애길 듣고 너무 좋아서, 이런 놀라운 사실들을 나만 알고 있다는 것이 참으로 안타깝다는 생각이 들었습니다.

10여 일이 지난 후 어머니 팔순 잔치 대신에 가족 여행을 다녀오게 되었는데, 경기도 광주에서 영월과 울진을 거쳐 올라오는 길에 어머니 고향인 원주에 들러서 외할아버지, 외할머니 묘소에 참배까지 하고 오는 긴 여행을 하였습니다. 그런데 같이 가신 아버지는 힘들어 하시는데 어머니는 건강하신 모습을 보고 다시 한 번 놀라지 않을 수가 없었습니다.

그동안 아프셨을 때는 음식도 제대로 못 드셨는데 이번 여행을 하면서 드시고 싶으셨던 여러 음식들을 맛나게 드시면서 너무 즐거워하셨습니다. 이런 모습을 보는 저희 자식들도 기분이 너무 좋았습니다.

현재는 식사도 잘하시며, 몸무게도 3kg이나 늘었다고 너무 좋아하십니다.

6월 초에 일정대로 수술을 하시고도 건강 회복이 빨라서 이틀 뒤에 바로 퇴원을 하셨습니다.

현재도 홍지인 힐링을 계속 진행하고 있으므로 어머니의 건강이 회복되는 것에 믿음이 생기니 저도 마음의 부담이 없어져서 너무 좋습니다.

어머니 항상 건강하시고 효도 받으면서 행복하게 오래오래 사셔야 합니다.

🌸 YSJ님 체험 사례

저는 허리디스크로 1996년부터 수술을 2번 했고, 시술을 3번은 받은 사람입니다.

수술 후 허리는 극도로 약해졌고 오래 앉아 있거나, 한 자세를 오랫동안 유지하기가 힘들었습니다. 항상 통증에 시달리면서 많은 것을 포기하고 살고 있습니다.

치료는 한방부터 양방까지 이것저것 많이 받아 봤지만 그 당시 통증을 완화하는 수준 정도였습니다.

그러던 중 지인의 소개로 홍지인을 받게 되었는데 다소 생소한 방법이라 내심 내키지는 않았지만, 혹시 하는 생각에 치유를 결정하고 기통 명상원 회장님을 면담한 후 홍지인의 근원과 원리 및 치유 사례 등을 들을 수 있었습니다. 문제는 체내에 쌓인 독소로 인해 만병이 시작되고 통증 또한 수반된다는 설명을 해주셨고 집안의 수맥 검사를 해서 수맥을 중화시킬 것을 당부하셨습니다.

우선 우리 집의 평면도를 보시고 수맥이 지나가는 경로를 알려주셨고 수맥이 겹쳐 지나가는 곳은 더욱 건강에 나쁜 영향을 미치니 수맥을 중화시켜야 한다며 침대 및 의자에 까는 수맥중화제라는 안생을 주셨습니다.

면담을 마치고 이틀 후 홍지인 싱크로케어를 시작했습니다. 수맥중화제도 침대며 의자에 깔고 생활하게 되었습니다.

수술 후 오른쪽 척추라인을 따라 모든 게 불편했고 허리, 등, 경추, 다리 장딴지 뒷근육, 발바닥까지 한참을 앉아 있거나 서 있으면 심하게 아프고 엉치까지 불편하였습니다.

홍지인 싱크로케어 첫째 날, 시작한다고 기운을 느껴보라고 카톡이 왔습니다. 큰 변화는 알 수 없었지만 등 통증과 눈의 침침함이 다소 완화되는 느낌을 받았습니다.

둘째 날 다시 홍지인을 했고, 셋째 날 마지막으로 홍지인을 했습니다.

그리고 주말에 명상원을 방문하여 실장님께 홍익 기통테라피를 받고 회장님이 독소 배출을 위해 등과 팔의 통증 부위를 강하게 풀어 주는데, 머리에서 번개가 치듯이 열독이 빠져 나가는 강한 느낌을 받았습니다. 이렇게 강하게 나갈 줄은 생각지도 못했었습니다.

그렇게 처음 홍익 기통테라피를 받고 집에 와서 녹다운이 돼서 아무것도 하지 못하고 다음날까지 하루 종일 침대에 누워서 몸이 천근만근되어 나른한 상태로 있었습니다.

그런데 케어를 강하게 받을 때는 너무 아팠었는데 시간이 지나면서 굳어 있는 게 풀리는 느낌이 들면서 시원한 것이 참 신기했습니다. 독소를 배출하기 위해서는 집에서도 꾸준히 기통봉과 통조타를 활용하여 홍익 기통테라피를 자기 스스로 매일 해야 한다고 하셨습니다.

독소를 제거하는 만큼 좋아진다고 해서 매일 1시간씩 퇴근 후 며칠을 했는데 1주일이 지나니까 손끝과 발끝에서 찌릿찌릿 전기감이 들면서 열독이 빠져나가는 느낌을 느낄 수 있었습니다.

'홍지인 효과인가'라는 생각을 했습니다.

그래서 그런지 책을 봐도 금방 잊어버리고 이해가 안 되어 '이제 돌머리가 되었구나'하고 생각했는데 그 이후부터는 정신이 맑아져 글도 눈에 잘 들어오고 문장의 이해도 잘됐습니다.

허리는 오래된 병이라 금방 눈에 띄는 변화는 없지만 온몸에 느껴졌던 피곤함이 예전보다 훨씬 덜하고 등 또한 남의 살 같았던 게 근육이 풀어져 생활하는데 많이 편해졌습니다. 수술을 2번이나 하고 3번은 시술을 한 허리라 바로 힘이 붙지는 않았지만 의자에 앉아 있기는 많이 편해졌습니다.

　25년을 같이 살아온 지병이라 몸속에 독소가 많이 쌓여 있어 독소 배출도 쉽지 않을 것입니다. 그러나 느긋한 마음가짐과 꾸준한 자가 치유를 통해 그때그때 쌓이는 독소를 제거해 나간다면 통증으로 인한 불편함도 예전보다는 확실히 좋아질 것이라 확신합니다.

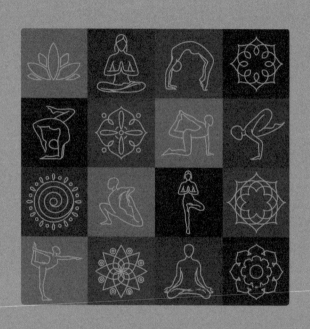

제5장

심공 명상

내집일이함삼乃執一而含三하고 회삼이귀일자會三而歸一者가 시야是也니라

고고로 정심불변定心不變을 위지진아謂之眞我오

신통만변神通萬變을 위지일신謂之一神이니 진아眞我는 일신유거지궁야 一神攸居之宮也라

지차진원知此眞源하고 의법수행依法修行하면 길상자진吉祥自臻하고 광명항조光明恒照하나니

차내천인상여지제此乃天人相與之際에 연집삼신계맹이시능귀우일자야 緣執三神戒盟而始能歸于一者也니라

하나를 잡을 줄 알 때執一含三, 그 속에 셋의 조화의 눈을 뜬다.

고로 정심불변, 마음을 정해서 변치 않는 것을 진아眞我라 하고 신도神道로서 무궁한 창조 변화를 짓는 것을 조물주 일신이라고 한다. 진아는 참된 나라는 것은 조물주 일신이 머물고 있는 집이다.

이런 진리의 뿌리를 알고 법에 의지해서 수행하면, 우주의 상서로운 기운이 스스로 내려오고 이 우주의 신인 광명이 항상 비춘다.

하늘과 사람이 서로 하나가 되려고 할 때, 삼신에게 맹세한, 삼신에게 올린 맹세와 계율을 굳게 지켜서 우주의 근원 일자一者로 돌아가는 것이다始能歸于一者也니라. 비로소 능히 돌아간다.

- 《환단고기》 단군세기 중에서

천자天者는 리야理也라

소소지천昭昭之天이 합인심지천合人心之天하니

리理는 원어천原於天하여 구어인심具於人心하니라

하늘은 이치理이니라.

밝고 밝은 하늘이 사람 속 하늘과 부합하니 이치는 하늘에

근원을 두고 사람의 마음에 갖춰져 있느니라.

'하늘은 하늘의 뜻을 인간을 통하여 이루고자 하는 것이 이치이

다. 이 이치를 깨닫기 위해서 수련을 하는 것이다.'

심공心功 명상수련은 이 뜻을 받들어 인간의 본성(진아眞我)을 회

복하고자 하는데 그 목적이 있습니다.

심공 명상수련과 홍지인 싱크로케어를 병행하면 이러한 본래

의 목적을 달성하는데 많은 도움을 받을 수가 있습니다.

홍지인 싱크로케어는 지금까지 설명하였으므로 이번 장에서는

심공心功 명상수련에 대해서 알아보겠습니다.

01 원신과 식신

🏵 식신을 제어해서 원신을 깨울 수 있다

원신元神에는 분별하는 의식과 지식이 없으나 살아있는 몸의 형성 과정을 규제할 수 있습니다. 식신識神은 매우 분명하며 활동적이고 또한 언제든지 변화에 적응할 수 있는 것입니다.

원신元神은 신체의 유무有無에 의존하고 있다. 수태하여 몸이 이루어지려는 때에는 원신元神은 아직 의존할 태아가 형성되어 있지 않으므로 무극 속에서 스스로를 응결시키고 있다.

생명이 탄생할 때에 식신識神은 그 첫 울음의 흡기吸氣를 따라서 기운을 들이마시면서 새로 태어난 몸을 주거로 삼는다.

그것은 사람의 심장에서 살게 되는데, 이때로부터 마음은 주인이 되며 원신元神은 그 자리를 잃고 식신識神이 세력을 가지게 된다.

원신元神은 고요함을 사랑하나 식신識神은 움직임을 좋아한다. 그

움직임에 있어서 식신識神은 감정과 정욕에 얽매이게 된다.

(중략)

만일 원신元神을 보존하고자 한다면 사람은 무엇보다 먼저 식신識神의 활동을 제어할 수 있어야 한다. 그것을 지배할 수 있는 방법은 바로 빛의 회전回光을 통해서 이루는 것이다.

－《태을금화종지》 중에서

원신元神은 두뇌 안에 있고 식신識神은 심장 내에 있습니다. 원신元神은 나의 근원적 정신이자 우주의 원신성原神聖이고 식신識神은 깨어있는 의식으로 실제로 우리가 말하고 생각하는 모든 의식 활동입니다. 정기는 천지의 변화에 따라 쇠하지만, 원신은 그것을 초월하여 존재합니다.

식신은 현실의 삶을 영위하는 의식 작용입니다. 생명이 탄생할 때 첫 울음의 호흡으로 탄생 당시의 운運의 기운이 자리 잡습니다. 원신은 일신의 사령탑이나 심장의 식신에 자리를 넘겨주어 무의식에 존재합니다.

심장의 식신은 오장인 간, 심장, 비장, 폐, 신장의 작용을 주관하며 각각의 오행의 기운은 인간의 성격과 일곱 가지 감정에 대입됩니다. 각 개인이 가지고 있는 오장육부의 물질적 크기와 오행 기운의 작용에 따라 성격과 성향을 가질 수 있습니다.

목(인仁) － 어질면서 자비로우며 의롭다. 불쌍한 사람을 도와주기 좋아하며 정직한 삶을 원한다.

화(예禮) – 예의가 바르고 타인을 질투하지 않고 가난한 사람을 도와주며 사리가 밝다.

토(신信) – 성실하고 책임감이 강하고 공경심이 있으며 신앙심이 뛰어나다.

금(의義) – 냉정하며 온순 담백하고 의리가 강하다. 선후배를 잘 사귀며 사람을 가르치고 인도하기를 잘한다.

수(지智) – 지혜롭고 자비로우며 청명하고 명철하여 바다와 같다. 학문이 뛰어나고 예술을 좋아하며 시비를 잘 판단한다.

오장의 기운이 지나치게 많지 않고, 부족하지 않은 상태, 즉 중화中和. neutralize가 이루어질 때 목(인仁), 화(예禮), 토(신信), 금(의義), 수(지智)를 고루 갖춘 성향을 가지게 됩니다. 그러나 각 오장의 기운이 지나치게 많거나 적으면 즉, 태과太過하거나 불급不及하면 목(인仁), 화(예禮), 토(신信), 금(의義), 수(지智)에서 멀어지는 성향을 가질 수 있습니다.

'목이 태과하면 고집이 세고, 엉큼하면서 질투심이 많습니다. 또 마음이 흔들리기 쉬우며 좌절할 수 있습니다. 불급(부족)하면 의지력이 약하고 결단성이 결여되며 부정한 마음을 품거나 인색한 경향이 있습니다.

화가 태과하면 조급하고 간섭이 심하며 화려한 것을 좋아하고 성질을 잘 낼 수 있습니다. 불급하면 나태하고 꾀부리기를 좋아하며 작은 일에는 적극적이지만 큰일에는 나서지 못하고 겉은 강하나 속은 약한 경향이 있습니다.

토가 태과하면 고집이 세고 반성할 줄 모르며 의뭉스럽고 자기가 최고라고 생각할 수 있습니다. 불급하면 매사를 이치에 맞지 않게 처리하고 자기만 옳다는 성격이며 인색한 경향이 있습니다.

금이 태과하면 자기 명예만 중요시하고 자존심이 강하며 권력욕이 강합니다. 불급하면 생각이 지나쳐 결단력이 없고 계획을 하여 추진하더라도 흐지부지되는 경향이 있습니다.

수가 태과하면 고집이 세서 남의 말을 듣지 않고 독단적으로 진행하며, 불급하면 용기가 부족하고 계획성이 없으며 하는 일 없이 하는 척만 하는 경향이 있습니다.'

다섯 가지 기운의 톱니바퀴가 정확히 맞물려 동작하면, 즉 오행의 기운이 모두 중화되면 어질고(인仁), 의롭고(의義), 예의 바르고(예禮), 지혜로우며(지智), 믿음직한(신信) 사람이 됩니다.

심장의 식신 작용은 오장을 통해 성격과 성향을 주관하며 또한 일곱 가지 감정(칠정七情)을 다스립니다. 목이 중화되지 못하면 화를 내는 감정이 나타나며, 화인 심장이 태과하거나 불급하면 지나치게 즐거움을 추구하거나 저급한 일로 기쁨을 느끼게 됩니다. 토의 기운이 좋지 못하면 걱정과 생각이 지나치게 많고 폐의 금기가 중화되지 못하면 슬픈 감정이 통제되지 못합니다. 신장, 방광이 좋지 않으면 잘 놀라며 두려움이 많아집니다.

    목 – 노怒(화냄)

    화 – 희喜(기쁨)

    토 – 사思, 우憂(생각, 걱정)

    금 – 비悲(슬픔)

    수 – 경驚, 공恐(놀람, 두려움)

　　오장육부의 식신識神이라는 것은 사주명리학과 일맥상통합니다. 사주란 태어났을 때 4개의 천간지지天干地支인 연월일시를 뜻하며, 명리命理란 운명의 이치라는 뜻입니다.

　　음양이 목화토금수로 분화하고 이 오행을 다시 음과 양으로 나누면 갑을(목), 병정(화), 무기(토), 경신(금), 임계(수)로 나뉘게 됩니다. 이것은 하늘을 움직이는 기운으로 천간天干이라 합니다.

　　땅의 기운인 지지地支는 자子, 축丑, 인寅, 묘卯, 진辰, 사巳, 오午, 미未, 신申, 유酉, 술戌, 해亥입니다. 천간과 지지를 합쳐서 간지로 부르고, 천간의 첫 번째인 '갑'과 지지의 첫 번째인 '자'를 합쳐 갑자를 출발로 해서 간지가 바뀌게 됩니다.

　　사주팔자는 탯줄 자르는 시간으로 정해진다. 아이가 어머니 뱃속에서 나와 탯줄을 자르는 순간에 천체에 떠 있는 수많은 별들로부터 에너지를 받는다. 탯줄은 산모와 아이가 연결되어 있도록 해주는 장치다. 이 탯줄을 자를 때 아이는 부모와 분리가 된다. 분리가 되면서 개체로서 독립하는 셈이다.

이 독립 분리되는 상황에서 아이는 어머니의 영향을 벗어나서 우주의 에너지를 최초로 받아들인다. 그러니까 탯줄을 자르는 순간에 천체에 떠 있는 별들 중 어느 별의 영향을 가장 많이 받았는가를 보는 것이 사주팔자다.

동양의 사주팔자는 서양의 점성술과 이런 점에서 같은 원리다. 별의 영향으로 인해서 인간의 운명이 결정된다는 사고체계를 공유하고 있는 것이다.

－《조용헌의 사주명리학 이야기》 중에서

매시간은 하늘의 기운과 땅의 기운을 품고 있습니다.

태어났을 때 자리한 식신識神의 속성屬性을 연구하고 시간에 따라 변화하는 운을 연구하는 것, 그리고 이를 통해 몸의 기운을 분석하는 학문이 사주명리학, 의역학醫易學입니다.

🉐 오행의 밸런스

연, 월, 일, 시의 사주팔자라는 여덟 개의 한정된 조건 내에서 5개인 오행을 부여받으면 대부분의 사람은 오행의 기운이 골고루 중화中和되지 못한 채 태어난다고 볼 수 있습니다. 오장의 중심인 심장은 혈액과 혈관의 주인임과 동시에 높은 정신 활동의 주인으로 생명유지에 근간이 되기에 군주지관君主之官이라고도 부릅니다.

오장육부에 명령을 내리는 '왕의 직책'을 수행한다는 것입니다. 한쪽으로 치우친(극이 있는) 오행은 바로 이 심장에서 컨트롤하여 중화 작용을 해야 합니다. 하지만 심장 또한 23.5도 왼쪽으로 기울어져 있어 제 기능을 못하고 있습니다. 그리고 심장이 23.5도 기울어져 있는 것은 지구 자전축이 23.5도 기울어져 있기 때문입니다.

우리가 흔히 많이 사용하고 있는 스마트폰을 보더라도 벨이 울리는 대신 진동이 오게 하는 진동 모드가 있습니다. 이 진동은 어떻게 발생시킬까요? 바로 달달거리며 회전하는 모터에 비밀이 있습니다.

모터의 한쪽에는 치우친 무게추가 있어서 이 무게추가 회전하여 출렁이면서 진동을 만들어 내는 것입니다. 만약 무게추가 한쪽으로 치우치지 않고 정正원으로 동그랗고 마찰이 없다면, 안정적으로 회전하여 헛도는 것처럼 아무런 진동이 없을 것입니다.

의도적으로 한쪽에 무게가 치우친 추를 달아 위아래로 출렁이는 진동을 만들어 냅니다. 아무것도 없는 고요한 상태에서 치우침으로 진동이 생겨납니다. 이것은 파장이라고 볼 수 있습니다. 위아래로 출렁이는 것이 음과 양이며 파장이 생김으로써 물질이 생겼다고 볼 수 있습니다.

원자핵 속에 파장이 있듯이 파장이 곧 물질입니다.

그리고 다시 상상력을 더 발휘해보면 진동을 일으키는 모터를 통째로 돌리는 더 큰 모터가 있다면 파장은 크게 흔들리는 출렁임 속에 작은 출렁임이 있게 될 것입니다. 이것을 음악의 영역에서 보자면 작은 출렁임, 파장으로 '음색'이라고 할 수 있습니다. 거칠게 흔들리든지 부드럽게 흔들리든지 그리고 흔들리는 패턴에 의해 각 악기마다 소리가 있습니다. 음계는 크게 흔들리는 파장입니다. '도레미파솔' 음계의 흔들림으로 우리의 귀에 예술적 소리인 음악으로 들리는 것입니다.

이것은 지구의 자전축이 23.5도 기울어져 있는 것과 일맥상통한 얘기입니다. 의도적인 기울임으로 안정적인 무극無極의 상태에서 태극으로 분화되고, 또 음양은 오행으로 '원심분리'가 되어버렸습니다. 그러나 결국 이러한 원심분리는 더 큰 원을 완성하기 위해서입니다.

정원이 360° 회전하고 있다면 똑바른 원에서 변화가 없을 것입니다. 삐뚤어지게 회전하면 정원이 아닌 타원으로 회전하게 됩니다. 타원의 회전은 동쪽 방향으로 길게 회전하는 타원일 때가 있고, 또 어느 때는 남쪽 방향, 서남 방향, 북동 방향 등으로 다양한 형태의 타원으로 회전하게 될 것입니다.

타원이 됨으로써 길쭉하게 원래의 정원보다 바깥쪽으로 회전하게 되는데, 모든 방향으로 회전하는 타원을 겹쳐 본다면 정원에 가깝게 될 것이고 치우쳐져 회전해서 늘어난 지름만큼, 정원으로 합일되었을 때 원래의 정원보다 더 큰 원이 되어 있을 것입니다.

결국 우리는 타원으로 돌고 있는 상태이고, 모든 방향의 타원으로 회전하는 오행의 극성極性을 제어하여 큰 원으로의 성장을 완성해야 합니다. 오행을 중화하는 것이 곧 식신을 제어하는 것이고 원신을 깨우는 것입니다.

홍지인 싱크로케어는 막힌 기혈을 소통시켜주므로 첫째로 오장육부 중에 기운이 부족한 것을 보충하여 정상적인 활동을 할 수 있도록 해주고, 둘째로는 오장육부 중에 기운이 과하여 넘쳐 있을 때는 이 기운을 덜 넘치게 해서 몸 전체의 밸런스에 맞는 정상적인 활동을 할 수 있도록 해 줍니다.

오장육부의 태과와 불급의 조절을 원활히 할 방법으로 대체물을 활용해 오장육부의 기운을 동기화하여 조절하는 방법이 있습니다.

🏵 홍지인 싱크로케어를 통한 오행의 중화

음양오행의 기운을 골고루 다 가지려면 10개의 기운이 필요합니다. 그러나 우리는 연, 월, 일, 시를 나타내는 사주팔자四柱八字 8개의 기운을 가지고 태어나기 때문에 누구나 오행의 기운이 부족하게 태어날 수밖에 없습니다.

따라서 주어진 오행 내에서, 그리고 매년, 월, 일, 절기에 따라 달라지는 변화 속에서 부족한 기운을 선택해 채우거나 또는 과한 기운이 무엇인지 판단해 부족한 것은 채워주고 넘치는 것은 덜어 줘야 합니다.

홍지인을 받는 사람의 현재의 기운을 판단해서 가장 적합한 대체물(이하 홍지인)을 선택하여 그 색깔의 홍지인과 싱크로시켜 기운이 최적화 되도록 해야 합니다.

색이라는 것은 그 자체로 그 색에 해당하는 기운을 가지고 있습니다.

목 – 청색(간, 담), 화 – 적색(심장, 소장), 토 – 황색(비, 위)
금 – 백색(폐, 대장), 수 – 흑색(신장, 방광)

사람과 이미 싱크로 되어 있으므로 이 상태가 60일 동안 지속하면서 그 색으로 오행의 기운이 부족하였던 만큼 채워지기 시작합니다. 이 색을 활용한 것이 색채 테라피와 같은 개념이라고 보면 됩니다.

또한 한두 가지 오행 기운이 상당히 부족하거나 특정 장기의 기능이 제대로 활성화하지 못한 사람, 예를 들어 어떤 질병 때문에 수술로 콩팥 하나를 떼어낸 사람은 3D 프린터 출력물인 콩팥 모양의 실리콘 모형을 그 사람과 동기화해서 장부의 기운을 채워줄 수도 있습니다.

그러나 모든 인체의 경락은 서로 연결되어 있기 때문에 전신의 모양을 하고 있는 홍지인으로 싱크로케어하는 것이 일반적입니다.

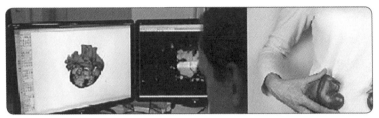
3D 프린터로 출력한 장기 모형

전신의 혈맥血脈 소통이 원활하게 되면 혈정기신血精氣神의 작용으로 즉, 혈액이 정精을 생하고 정精이 기氣를 생하고 기氣가 신神을 생하는 작용이 진행되는데, 정은 배꼽 아래에 있는 하단전에, 기는 가슴 부위에 있는 중단전에, 신은 상단전인 인당에 자리 잡아 하단전, 중단전, 상단전이 활성화되게 됩니다.

하단전의 정이 응축되면 기가 생성되어 중단전으로 가고, 기운은 다시 상단전에 신神으로 생성되어 인당 안에 자리 잡고 있는 원신이 깨어나기 시작합니다.

필자가 지향하는 기혈 소통의 정도는 피부와 혈맥 그리고 오장육부와 뼈, 전신의 모든 세포 하나하나까지 혈액이 흐르는 신체, 막 태어났을 때의 아이와 같이 양기陽氣가 충만한 상태를 지향합니다. 독기를 몸 밖으로 배출·제거하여 기氣가 환히 빛나 어두운 기운이 없는, 전신의 혈액이 막힘없이 흐르는 순수한 양陽의 상태가 되도록 하는 것입니다.

이런 상태가 되면 예로부터 신선이 된다고 전해져 오고 있습니다.

심공 명상수련은 이 경지를 가기 위한 것이 최종 목표라 할 수 있습니다.

기혈 작용이 극대화된 수행자가 수행을 한다면 약간의 심장박동으로도 혈액은 전신을 돌기 때문에 심장박동이 매우 느려져 심장이 휴식을 취하는 것처럼 될 것입니다.

또한 혈액이 산소를 가득 담아 모든 세포로 전달하는 혈행의 작용으로 인해, 자연스럽게 호흡이 길어지고 호흡이 사라지는 것처럼 느껴지게 됩니다.

'식신은 심장에 주거한다. 또한, 유아의 탄생 시 첫 호흡을 할 때 자리 잡는다.'

바로 이 두 가지에서 식신의 작용을 멈출 힌트가 있습니다. 식신은 호흡이 사라진 듯 자연스러운 호흡과 오행의 기운이 중화된 심장의 휴식에 의해 작동을 멈추게 됩니다.

다시 정리하면, 천지와 하나가 된 자연스러운 호흡은 혈정기신 작용과 독기 배출에 의해 잡념이 사라졌을 때 가능하며, 이것은 전신의 기혈 소통에 의해 가능합니다.

오행 기운의 밸런스를 맞추는 것 역시 기혈 소통에 의해서입니다. 타고난 오장의 물리적 크기와 매시간, 매일, 매달, 매년 하늘과 땅의 오행의 파동에 의해 달라지는 기운의 영향으로 오장육부의 기운은 태과太過와 불급不及을 반복하게 됩니다.

홍지인 싱크로케어와 심공 명상수련을 병행하여 부족한 기운은 채워주고 태과한 기운은 빼줘서 자연스럽게 오행의 기운이 조율이 되어 정상적으로 운행이 된다면, 궁극의 경지에 오를 수 있는 실마리가 풀리는 것은 어찌보면 당연한 것이라고 할 수 있을 것입니다.

02 정기신 작용이란?

🌀 음양오행 장부 – 체體와 용用을 말하다

수련은 나의 몸과 마음을 닦아서 나의 본성(진아眞我)을 회복하는 것이 그 목적입니다. 모든 일에 순서가 있듯이 수련 과정에서도 이 순서를 무시할 수가 없습니다.

몸은 마음을 담는 그릇입니다. 마음은 몸이라는 그릇이 없다면 존재할 수가 없습니다. 그러하기에 온전한 마음을 갖고자 한다면 우선적으로 그 마음을 담을 수 있는 그릇인 몸을 깨끗하게 만들어야 합니다. 즉, 몸이 맑고 밝은 깨끗한 상태가 되었을 때 깨끗한 마음을 담을 수 있습니다.

그러면 어떻게 해야 깨끗한 몸과 마음으로 만들어 갈 수 있는지를 음양오행 장부론을 통해서 자세히 알아보겠습니다.

이 세상은 음과 양의 법칙에서 벗어나 존재하는 것은 없습니다.

음과 양이라 함은 다른 말로 체와 용이라 할 수 있습니다. 음과 양은 상호간 따로 존재하는 것이 아니라 같이 존재하고 있습니다. 예를 들어 손바닥과 손등, 배와 등, 앞과 뒤처럼 서로 짝이 되어 존재하고 있습니다.

그럼 오행의 장부론을 음양의 관계인 체, 용의 관계에서 알아보겠습니다.

황제내경에서는 본질적인 체의 입장에서 오행 장부를 정리하였다면, 동무 이제마 선생의 사상의학에서는 오행 장부를 용의 입장에서 정리하였습니다.

오장육부의 오행 기운이 체와 용의 관계에서 확연히 정리됨으로써 기존에는 풀리지 않았던 정기신이 오행(목, 화, 토, 금, 수)과 장부(간, 심, 비, 폐, 신)에서 어떻게 작용하는지에 대하여 명확하게 설명할 수 있게 되었습니다.

우선 혈정기신에 대하여 살펴보겠습니다.

피의 정수 진액이 정입니다. 정이 굳건해지면 기로 화하게 되고 기가 충만해지면 신이 밝아지게 됩니다.

그러므로 다음과 같이 진행해야 합니다.

피(혈血) →(상생) 정(정精) →(상생) 기(기氣) →(상생) 신(신神)

피는 간에서 정은 신장에서 기는 폐에서 신은 비장에서 활동하고 심장에서 휴식을 취합니다.

이것을 황제내경*의 장부론(체의 입장)에서 살펴보고 동무* 이제마의 사상의학으로 살펴서 어떤 것이 이치에 더 합당한지 목화토금수의 체와 용의 관계를 통해 알아보겠습니다.

목木 기운은 나무처럼 쭉쭉 뻗어나가는 성질을 가지고 있습니다. 초목의 겉에는 껍질이 있는데 이 껍질이 단단하여 비바람에도 버틸 수 있는 힘이 되게 합니다. 이 껍질이 단단한 것은 금金 기운을 가지고 있기 때문입니다. 그러므로 초목의 내부 성질은 목木 기운을 갖고 있으며 외부적으로는 금金 기운에 에워싸여 생명을 유지하고 있습니다.

곱창집에서 간을 보면 원래 간은 부드러운 목木 기운이지만 삶으면 단단한 금金 기운으로 변하는 것입니다.

이것이 인체에서 간에 병이 들면 경화가 되는데 경화란 굳어가고 있다는 뜻입니다. 간이 체에서는 목木 기운이지만 용用할 때는 금金 기운이 되는 것입니다.

---

* 황제내경 : 2000년 이상 동안 중의학의 근본적인 자료로 취급된 고대 중국의 의학서이다. 전설적인 황제와 그의 신하들이 문답하는 형식의 두 부분으로 구성되어 있다.
* 동무(東武) : 1837~1899년, 사상의학을 창시한 이제마의 호
  동무 오행관 : 사람마다 타고난 체질이 다르므로 같은 병이라도 그 치료가 달라야 한다고 주장하였으며, 《동의수세보원》을 통해 태양, 소양, 태음, 소음의 네 가지 체질이 있다고 하는 사상의학을 제창하였다.

다음은 화火 기운에 대해서 알아보겠습니다.

나무가 불에 타면 재로 변합니다. 불이 탈 때의 기운은 화火의 기운으로 활동을 하지만 다 타고나면 재로 변하여 토土의 기운으로 변화하게 됩니다.

인체에서도 심장이 펌프질을 하여 산소, 영양소 등 에너지를 담고 있는 피를 전신에 공급하여 줌으로써 생명을 유지하도록 하는 기능을 토土라고 할 수 있습니다. 이렇듯이 심장의 본체는 화火 기운이지만 작용을 할 때는 토土 기운으로 변화하는 것입니다.

다음은 토土 기운에 대해서 알아보겠습니다.

흙은 따뜻함을 간직하여야 동식물 등 생명체들이 살아갈 수 있는 기본 환경이 됩니다. 아마도 흙이 남극이나 북극처럼 얼음으로 뒤덮여 있다면 대부분의 생명체들은 살아가기가 어려울 것입니다.

비장의 본체는 토土 기운입니다. 그러나 작용을 할 때는 따뜻함이 있어야 하므로 화火 기운을 필요로 하고 있습니다. 그래서 인체에서 비장은 화火의 색처럼 붉은색을 띠고 있으며 이 붉은색을 띠고 있다는 것은 화火 기운으로 작용하고 있다는 것을 알 수가 있습니다.

다음은 금金 기운에 대해서 알아보겠습니다.

금金 기운의 대표가 철입니다. 철은 차면서 단단합니다. 이것이 본체의 기운입니다. 철은 온도의 변화에 의하여 늘어나기도 하고 줄어들기도 하는데, 이것이 목木 기운입니다.

곱창집에서 삶은 폐(허파)를 보면 고무줄처럼 쭉쭉 늘어나는 것을 볼 수 있습니다. 고무줄처럼 늘어나는 것이 목木 기운입니다.

폐의 본체는 금金 기운이지만 작용을 할 때는 목木 기운으로 변화하고 있습니다.

다음은 수水 기운에 대해서 알아보겠습니다.

수水 기운은 생명의 근원입니다.

여러 가지 조건들이 있어야 되지만 물이 없다면 생명 자체가 존재하기 어렵습니다. 생명의 근원은 변하지가 않습니다. 그러므로 본체와 작용이 동일합니다. 동무 선생도 이것이 생명으로써 신비롭다고 하였습니다.

목은 금의 기운을 화는 토의 기운을 토는 화의 기운을 금은 목의 기운을 서로 공유하여 체와 용으로 음양의 기운을 같이 가지고 있습니다. 표리表裏는 부동不同인 것 또한 이와 같은 이치입니다.

위에서 살펴본 것을 도표로 정리하면 다음과 같습니다.

오행 \ 장부론		황제내경體	동무 사상의학用
목木	배속	간, 담	폐, 대장
	담당	피血	기氣
화火	배속	심장, 소장	비장, 위장
	담당	신神 휴식	신神 활동
토土	배속	비장, 위장	심장, 소장
	담당	신神 활동	신神 휴식
금金	배속	폐, 대장	간, 담
	담당	기氣	피血
수水	배속	신장, 방광	신장, 방광
	담당	정精	정精

본체에서 간은 목木이지만 작용 면에서 금金으로 작용하고

본체에서 심장은 화火이지만 작용 면에서 토土로 작용하고

본체에서 비장은 토土이지만 작용 면에서 화火로 작용하고

본체에서 폐장은 금金이지만 작용 면에서 목木으로 작용하고

본체에서 신장水은 수水이지만 작용 면에서도 수水로 작용하는 것

을 알았습니다.

이렇듯 음과 양, 체와 용은 표리부동*이란 말처럼 서로 다른 성

---

* 표리부동 : 겉과 속이 다르다.

질을 가지고 변화하고 있는 것을 알 수 있습니다.

이렇게 음양오행에 대응되는 '본체와 작용' 두 가지로 황제내경과 동무 이제마의 오행 해석이 상호보완이 됨으로써 그동안 풀리지 않았던 장부에서 혈정기신 작용의 비밀을 파헤쳐 보겠습니다.

다음은 황제내경의 오행론으로 혈정기신의 작용이 상생으로 성립이 안 되는 것에 대하여 알아보겠습니다.

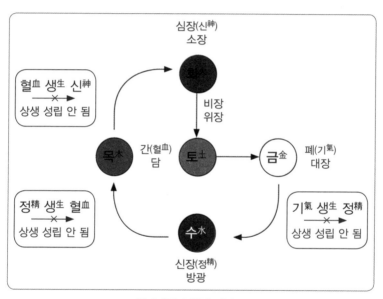

황제내경 오행관 장부도

도표(황제내경 오행관 장부도)를 보면서 이 글을 읽으면 이해가 좀 더 쉽게 될 것입니다. 앞에서도 설명하였듯이 이 피血을 주관하는 장부는 간으로 오행상 목木에 배치되어 있고 정精은 신장에서 주관하는데 오행상 수水에 배치되어 있습니다.

이 내용을 정리하면 간木은 피를 주관하여 신장水에서 주관하는 정精을 생하게 해야 하는데 그러면 이는 목생수木生水(X)로써 이치에 맞지가 않으며, 이치로는 수생목水生木(O)이 되어야 하는데 또한 그렇지 못하므로 법칙이 성립되지 않는 것을 알 수 있습니다.

폐肺는 기氣를 주관하고 신장水은 정精을 주관하는데 앞의 도표에서 보면 폐肺기氣가 신장水의 정精을 생한다면 금생수金生水가 성립이 되어야 하는데, 이치로 살펴보면 정精이 기氣를 생하여 수생금水生金(X)이므로 이 또한 이치에 전혀 맞지 않게 됩니다.

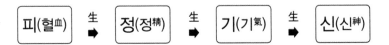

즉, 혈정기신을 상생한다는 이치에 전혀 맞지 않는 것입니다.

그렇다면 과연 동무 이제마의 오행장부론 '피血 → 정精 → 기氣 → 신神'의 상생 작용이 이치에 맞는지 알아보도록 하겠습니다.

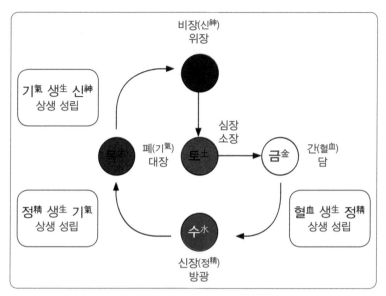

동무 오행관 장부도

위 도표에서 간은 피血을 주관하면서 금金에 배속되어 있고 신장은 정精을 주관하면서 원래 그대로인 수水의 자리에 있으며, 폐는 기氣를 주관하는데 목木에 배속되어 있으며 비장은 신神이 활동하는 자리인데 화火에 배속되어 있음을 알 수 있습니다.

간血인 금金은 신장精인 수水를 상생하여 주고 있고 수水인 신장精은 목木인 폐氣를 상생하여 주고 있고 목인 폐氣는 화火인 비장神을 상생하여 주고 있는데, 이것을 간단히 정리하면 '혈간. 金 → 정신장. 水 → 기폐. 木 → 신비장. 火'의 관계가 상생相生으로 성립되어 있는 것을 확인할 수 있습니다.

🏵 연정화기鍊精化氣 · 연기화신鍊氣化神 · 연신환허鍊神還虛 · 환허합도還虛合道 설명

　다음은 이제마의 오행장부론의 그림을 바탕으로 선도의 수행법에서 얘기하고 있는 연정화기鍊精化氣, 연기화신鍊氣化神, 연신환허鍊神還虛, 환허합도還虛合道에 대해서 알아보겠습니다.

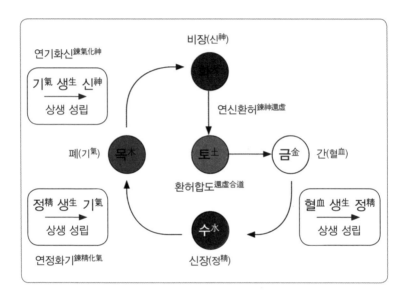

- 금金 기운인 혈血(간)의 진액이 수水 기운인 정精(신장)입니다. 혈血이 정精을 생하므로 금생수金生水로 상생이 됩니다.
- 연정화기鍊精化氣 → 수水 기운(신장)인 정精을 단련하여 축적이 되면 이것이 목木 기운(폐)인 기氣로 화化하여 기가 충만해지는 것입니다. 그러므로 수생목水生木으로 상생이 됩니다.

- 연기화신錬氣化神 → 목木 기운(폐)인 기氣를 단련하여 축적이 되면 화火 기운(비장)인 신神으로 화化하여 신성神性이 밝아지는 것입니다. 그러므로 목생화木生火로 상생이 됩니다.
- 연신환허錬神還虛 → 화火 기운(비장)인 신神을 단련하여 신성이 밝아짐이 높은 경지에 이르며 텅빈자리 즉, 본인의 참나인 진아眞我를 찾게 되는 것입니다.
- 환허합도還虛合道 → 텅빈자리 즉, 본인의 참나인 진아眞我를 찾는 것을 도와 합하는 것입니다. 이 자리를 가기 위하여 지난 수천 년 동안 수천만 명의 구도자가 있었습니다.

이상으로 연정화기, 연기화신, 연신환허, 환허합도가 소우주인 사람의 몸에서 목木, 화火, 토土, 금金, 수水 오행의 법칙과 간신비폐신의 오장에서 변화하는 작용에 대하여 살펴봤습니다.

이제마의 오행장부론과 선도수행의 비법이 혈→정→기→신이 상생하는 것과 일치함을 알 수 있는데, 이는 선도수행을 잘하기 위해서는 먼저 몸인 기혈의 소통이 잘된 연후에 정신의 생성이 잘 될 수 있다는 것을 알 수 있습니다.

인체의 비밀이 이렇게 되어 있으므로 심공 명상수련에서 몸의 중요성을 알기에 뼛속에 있는 독기를 배출하고 막힌 기혈을 소통시키는 홍지인 싱크로케어와 심공 명상수련을 병행함으로써 수련의 세계에서 더 높은 경지에 다가갈 수 있는 방법을 제시하였다고 할 수 있을 것입니다.

🏵 사상체질론 구분법

참고로 이제마의 사상체질론에 대하여 알아보겠습니다.

앞에서도 정리하였듯이 오행이 작용하는 법칙을 적용하면 쉽게 이해할 수 있습니다.

이제마의 사상체질론을 이야기할 때는 이제마가 주장한 오행

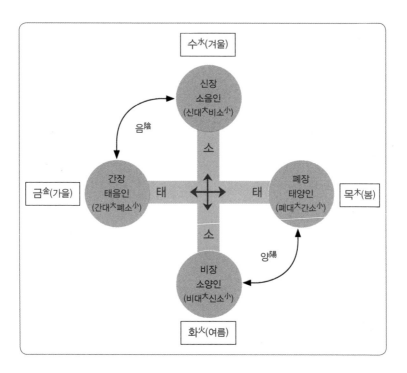

변화의 법칙을 적용시켜야 하는데, 이것을 황제내경에 적용해보면 본래 의도는 왜곡되고 이상하게 변하여 맞지 않는 것을 알 수 있습니다.

좌우(동서) 방향	태양인	양대大 음소小	폐대大 간소小
	태음인	음대大 양소小	간대大 폐소小
상하(남북) 방향	소양인	양대大 음소小	비대大 신소小
	소음인	음대大 양소小	신대大 비소小

사상체질론은 목木, 화火, 금金, 수水 사상으로 나누어 목기와 화기를 양으로 하고, 금기와 수기는 음으로 분류를 하였습니다.

폐는 목에 배속하고, 간은 금에 배속하여 동서로 마주보고 양 기운인 목木 기운이 크면 태양인이 되고, 음 기운인 금金 기운이 크면 태음인이 됩니다.

비장은 화에 배속하고, 신장은 수에 배속하여 남북으로 마주보고 양 기운인 화 기운이 크면 소양인이 되고 음 기운인 수 기운이 크면 소음인이 됩니다.

서로 마주보면서 태양인과 태음인이 되고 소양인과 소음인이 되는 법칙을 알 수 있습니다.

위 도표를 보면 이것의 법칙에 대하여 쉽게 이해할 수 있게 됩니다.

03 | 12경락 – 신비의 옷을 벗기다

인체에 목, 화, 토, 금, 수 오행만 있는 것이 아니라 지축이 기울어져 있어 상화라는 무근지화(뿌리가 없는 불)가 존재하는데 이것은 형체는 없고 기운으로 존재합니다. 이것을 정리한 것이 12경락입니다.

12경락의 명칭에는 정해진 법칙이 반드시 있습니다.

12경락의 법칙을 알기 위해서 몇 가지 퍼즐 조각들을 맞춰야 합니다.

이 퍼즐 조각에는 다음과 같은 것들이 있는데 이것을 하나하나 끼워 맞추듯이 나아가면 12경락의 신비스러웠던 비밀이 밝혀지게 됩니다.

① 음과 양의 구분(6장 6부)

② 손手, 발足 구분 기준(횡경막)

③ 12경락의 수족 배치

④ 12경락의 짝 및 6기 배치

⑤ 동무 이제마 오행장부론과 인기어인

⑥ 경혈도 흐름의 법칙

1) 음과 양의 구분 : 하늘은 텅 비워져 있어 양이고, 땅은 꽉 채워져 있어 음입니다.

음陰 → 6장(간, 심장, 비장, 심포, 폐장, 신장)은 속이

    → 채워져 있어 음입니다.

양陽 → 6부(담, 소장, 위장, 삼초, 대장, 방광)는 속이

    → 비어 있으므로 양입니다.

6장 6부 6기	음(6장) 폐(금金) · 비(토土) 심장(화火) · 신장(수水) 심포(상화) · 간(목木)	양(6부) 대장(금金) · 위(토土) 소장(화火) · 방광(수水) 삼초(상화) · 담(목木)	6기 대화 작용

2) 손手, 발足 구분 기준(횡경막)

인체에서 정신은 양이고, 육체는 음입니다. 육체는 음이므로 몸인 6장이 배치된 위치가 횡경막을 기준으로 정해졌습니다.

ㄱ) 손手 → 횡경막을 기준으로 위上에 있는 심장(소장), 폐장(대장), 심포(삼초)는 손과 가깝게 있으므로 수 경락이 됩니다.

발足 → 횡경막을 기준으로 아래下에 있는 간(담), 비장(위장), 신장(방광)은 발과 가깝게 있으므로 족 경락이 됩니다.

ㄴ) 음양의 짝(손, 발이 짝이 됨)

① 금金(폐, 대장) ↔ 토土(비, 위)

② 화火(심장, 소장) ↔ 수水(신장, 방광)

③ 상화相火(심포, 삼초) ↔ 목木(간, 담)

6장 6부 / 6기	음(6장) 폐(금金)·비(토土) 심장(화火)· 신장(수水) 심포(상화)·간(목木)	양(6부) 대장(금金)·위(토土) 소장(화火)· 방광(수水) 삼초(상화)·담(목木)	6기 대화 작용
금(수手) (폐, 대장) 토(족足) (비, 위)			
화(수手) (심장, 소장) 수(족足) (신장, 방광)			
상화(수手) (심포, 삼초) 목(족足) (간, 담)			

3) 12경락의 수족 배치는 손手 다음 발足로 진행합니다

육체는 음이므로 음(6장)에서 양(6부)의 순서로 진행합니다.

6장 6부 / 6기	음(6장) 폐(금金)·비(토土) 심장(화火)· 신장(수水) 심포(상화)·간(목木)		양(6부) 대장(금金)·위(토土) 소장(화火)· 방광(수水) 삼초(상화)·담(목木)		6기 대화 작용
금(수手) (폐, 대장)	수	폐경	수	대장경	
토(족足) (비, 위)	족	비경	족	위경	
화(수手) (심장, 소장)	수	심경	수	소장경	
수(족足) (신장, 방광)	족	신경	족	방광경	
상화(수手) (심포, 삼초)	수	심포경	수	삼초경	
목(족足) (간, 담)	족	간경	족	담경	

4) 12경락 음양의 짝

ㄱ) 육기의 기운

① 묘유**양명**조금 ⇒ 폐, 대장

② 축미**태음**습토 ⇒ 비, 위장

③ 자오**소음**군화 ⇒ 심장, 소장

④ 진술**태양**한수 ⇒ 신장, 방광

⑤ 인신**소양**상화 ⇒ 심포, 삼초

⑥ 사해**궐음**풍목 ⇒ 간, 담

ㄴ) 음인 6장에는 태음, 소음, 궐음, 양인 6부에는 양명, 태
    양, 소양이 속합니다.

6장 6부 \ 6기	음(6장) 폐(금金)·비(토土) 심장(화火)· 신장(수水) 심포(상화)·간(목木)			양(6부) 대장(금金)·위(토土) 소장(화火)· 방광(수水) 삼초(상화)·담(목木)			6기 대화 작용
금(수手) (폐, 대장)	수	태음	폐경	수	양명	대장경	태음 습토 양명 조금
토(족足) (비, 위)	족		비경	족		위경	
화(수手) (심장, 소장)	수	소음	심경	수	태양	소장경	소음 군화 태양 한수
수(족足) (신장, 방광)	족		신경	족		방광경	
상화(수手) (심포, 삼초)	수	궐음	심포경	수	소양	삼초경	궐음 풍목 소양 상화
목(족足) (간, 담)	족		간경	족		담경	

5) 동무 이제마 오행장부론과 인기어인

12경락은 작용을 하는 것이므로 작용의 법칙에서 설명한 동무 이제마의 오행장부론을 적용하면 해답이 정확하게 나옵니다.

동무 이제마의 오행을 앞에서 살펴보았듯이 폐가 본체는 금金이 지만 작용은 목木임을 알 수 있습니다.

12지지인 자축인묘진사오미신유술해에서 인묘 ⇒ 목木, 사오 ⇒ 화火, 진술축미 ⇒ 토土, 신유 ⇒ 금金, 해자 ⇒ 수水입니다.

그러므로 폐는 목인 인, 묘에 해당되는데 폐경락은 인시에, 대 장경락은 묘시에 작용합니다. 천개어자(하늘은 자시에 열리고), 지벽 어축(땅은 축시에 열리고), 인기어인(사람은 인시에 일어난다)이라고 하였습니다. 사람의 몸에서 변화하는 것이므로 인기어인의 진리에 맞춰서 인시寅時에 음 경락인 폐가 유주를 시작하는 것입니다. 사람이 태어나자마자 내는 첫울음 소리가 폐의 작용인 것이 이와 같습니다.

6장 6부 / 6기	음(6장) 폐(금金)·비(토土) 심장(화火)·신장(수水) 심포(상화)·간(목木)		양(6부) 대장(금金)·위(토土) 소장(화火)·방광(수水) 삼초(상화)·담(목木)		6기 대화 작용
금(수手) (폐, 대장) 토(족足) (비, 위)	수 / 족 태음	폐경 (인시) → 수 비경 ← 족 (사시)	양명	대장경 (묘시) 위경 (진시)	태음 습토 양명 조금
화(수手) (심장, 소장) 수(족足) (신장, 방광)	수 / 족 소음	심경 (오시) → 수 신경 ← 족 (유시)	태양	소장경 (미시) 방광경 (신시)	소음 군화 태양 한수
상화(수手) (심포, 삼초) 목(족足) (간, 담)	수 / 족 궐음	심포경 (술시) → 수 간경 ← 족 (축시)	소양	삼초경 (해시) 담경 (자시)	궐음 풍목 소양 성화

6) 경혈도 흐름의 법칙

경혈도 흐름을 살펴보면 이것에도 일정한 법칙이 있는 것을 알수가 있습니다.

음 경락은 음이므로 몸속에 있는 내장과 연결되어 있고, 양 경락은 양이므로 몸 밖에 있는 얼굴과 연결되어 있습니다.

음 경락에서 족 경락은 발에서 내장으로 경혈이 흐르고 수 경락은 내장에서 손으로 경혈이 흘러가고 있습니다.

음 경락 : 족 경락 → 내장 → 수 경락

양 경락에서 수 경락은 손에서 얼굴로 경혈이 흐르고 족 경락은 얼굴에서 발로 경혈이 흘러가고 있습니다.

양 경락 : 수 경락 → 얼굴 → 족 경락

이렇게 음과 양이 서로 흐르는 방향도 반대이면서 하나의 긴 선으로 연결되어 있다는 것을 알 수 있습니다.

6장 6부 / 6기	음(6장) 폐(금金)·비(토土) 심장(화火)·신장(수水) 심포(상화)·간(목木)		양(6부) 대장(금金)·위(토土) 소장(화火)·방광(수水) 삼초(상화)·담(목木)		6기 대화 작용
금(수手) (폐, 대장) 토(족足) (비, 위)	수 태음	폐경	수 양명	대장경	태음 습토 양명 조금
	족	비경	족	위경	
화(수手) (심장, 소장) 수(족足) (신장, 방광)	수 소음	심경	수 태양	소장경	소음 군화 태양 한수
	족	신경	족	방광경	
상화(수手) (심포, 삼초) 목(족足) (간, 담)	수 궐음	심포경	수 소양	삼초경	궐음 풍목 소양 성화
	족	간경	족	담경	
내장	(수←내장←족)		(수→얼굴→족)		

하나하나씩 음과 양이 변화하는 법칙에 따라 퍼즐 조각들을 맞추니 완성된 멋진 그림이 나오게 됩니다.

공부를 하기 위해서 기본적으로 외울 것은 외워야 합니다.

지난 수천 년 동안 12경락이 작용하는 것과 효과를 본 측면에서 전해져 왔습니다.

그러나 12경락이 어떤 법칙으로 인하여 그 이름이 정해졌는지에 대하여 밝혀 놓은 것은 찾을 수가 없어서 필자가 한 번 정리를 해봐야겠다는 마음을 품고 12경락을 화두로 삼아 수행을 하던 중 깨달음이 와서 신비의 옷을 한 꺼풀 한 꺼풀 벗겨 정리를 하게 되었습니다.

공부를 하는 분들이 지금까지의 내용을 5번 정도 종이에 그려가면서 반복을 하면 어느 정도는 정리가 될 것이라고 생각합니다.

04 수승화강-기혈 소통

🏵 수련의 자세 및 호흡법

수련에 들어가기 전에 스트레칭을 하면서 관절을 풀어주는 것이 좋습니다. 양반 자세로 다리가 서로 겹쳐져 있으면 발에 자극을 많이 주어 기혈 소통에 방해가 될 수 있으며 발이 저려서 장시간 앉아있는데 방해가 됩니다. 그러므로 양발이 방석에 닿게 하면서 편안하게 앉은 다음 엉덩이를 뒤로 살짝 빼어 몸의 중심을 잡으면 몸이 삼각형 구도로 안정감이 생기고 허리를 곧게 펼 수 있게 됩니다.

가슴은 쫙 폈다가 자연스럽게 어깨의 힘을 빼주면 한결 자세가 좋아지는 것을 알 수가 있습니다. 이때 목의 경추는 곧게 펴야 하는데 역사 사극을 보면 왕비나 대비 등의 머리에 무거운 가체가 올려져 있는 것을 볼 수가 있습니다. 머리가 장시간 앞으로 숙여지거나 뒤로 젖혀져 있게 되면 경추에 무리를 주게 되어 목 디스크가 걸릴 위험이 높아지게 됩니다.

이렇듯 수련할 때도 사극에서와 같이 머리 위에 무거운 가체가 있다 생각하고 턱을 살짝 당겨 목 경추를 곧게 세워 기혈 소통이 잘되게 해야 합니다.

그 다음 손은 계란 하나 들어갈 정도로 살짝 주먹을 쥐고 무릎 위에 올려놓으면 허리가 휘는 것을 예방할 수 있으므로 초보자에게 권하며, 어느 정도 수련을 하여 자세가 안정되면 왼 손바닥에 오른손 등을 올려놓은 상태(여자는 반대로)에서 하단전 앞에 양손을 가지런히 놓습니다.

그 다음은 눈을 처리하는 것이 무엇보다 중요합니다.

겉눈은 감고 속눈은 뜨도록 하면 되는데, 이는 겉눈인 물질적인 눈은 감고 속눈인 정신적인 눈은 뜨라는 의미입니다. 눈을 꼭 감은 상태에서 천천히 뜨면 눈앞에서 물체는 보이지 않으면서 밝은 상태가 될 때가 있는데, 이 상태가 바로 겉눈인 물질적인 눈은 감고 속눈인 정신적인 눈은 뜬 상태가 된 것입니다.

눈을 꼭 감으면 육체적인 눈과 정신적인 눈을 동시에 감게 되는 것이기에 쉽게 잠이 들거나 어둠의 세계로 가라앉게 됩니다. 또 눈을 뜨면 산만해져서 수련을 하는데 절대적으로 정신 집중을 할 수가 없어서 수행의 진도를 나가기가 어려울 것입니다.

이 상태에서 눈을 멈추고 수련을 하면 됩니다. 처음에는 어려울 수도 있으나 반복하여 연습하면 점차로 익숙해져 편안해지면서 고요함으로 들어가는 것이 쉬워지는 것을 경험하게 될 것입니다.

다음은 호흡에 대해서 살펴보겠습니다.

결론적으로 수행은 산소를 충분히 흡기해서 전신에 골고루 보내는 것이라고 할 수가 있습니다. 왜냐하면 충분히 체내에 유입된 산소라 할지라도 독소 등이 쌓여 기혈이 막혀 있다면 산소가 전신에 골고루 공급되는 것에 한계를 느끼기 때문입니다.

그래서 막힌 기혈을 소통시키는 것이 중요하며 체내에 산소를 충분히 유입하도록 해야 합니다. 그래서 막힌 기혈을 푸는 방법으로 홍지인 싱크로케어와 심공 명상수련을 설명하였으며, 이제는 심공 명상수련을 더 잘하기 위한 호흡법에 대하여 설명을 해보겠습니다.

모든 사람들은 일반적으로 어머니의 자궁 속에서 10개월의 시간을 통해 성장한 후 이 세상에 태어납니다.

이때 어머니 자궁 속에서 행하였던 호흡법을 태식 호흡胎息呼吸이라고 합니다. 태식 호흡을 하다가 어머니와 분리되기 위해 탯줄을 끊게 되면서 복식 호흡을 하고 또한 시간이 지나서 기혈이 막혀가면서 호흡의 깊이가 천천히 짧아져 가면서 흉식 호흡으로 변해갑니다.

숨이 점점 더 짧아져서 목으로 숨을 못 쉬게 될 때 목숨이 끊어졌다고 합니다.

이렇게 흉식 호흡을 하면서 체내의 산소 유입량은 떨어지고 오랜 시간에 걸쳐서 행하여져 체내의 독소는 축적이 되고 기혈이 막혀 통증이나 질병 등으로 진행하게 됩니다.

그러므로 수행 공부를 하고자 한다면 반드시 호흡을 올바로 해야 합니다. 이 호흡을 올바로 하기 위해서는 태식 호흡을 하는 것이 좋습니다.

우리가 어머니 뱃속에 있을 때 호흡법에 대하여 배우지는 않았습니다. 당시에 태아는 천지의 기운과 동기화되어 있으므로 자연적으로 천지의 호흡법인 태식 호흡을 저절로 하고 있었던 것입니다. 신생아는 호흡을 하는데 있어서 입과 코에 대한 생각도 하지 않고 자연스럽게 아랫배로만 호흡을 합니다. 아랫배가 내밀어지면 산소가 유입되고 아랫배가 들어가면 이산화탄소가 체외로 배출이 자연스럽게 됩니다.

이렇듯 호흡을 하는데 있어서 어머니 자궁 속에서 천지의 기운과 하나가 되어 누구나 하였던 태식 호흡을 하는 것이 바람직한 것입니다.

자세를 바로 세우기 위해서는 자세를 안정시키고 균형을 유지하면서 허리와 목 경추를 곧게 펴고 가슴은 쫙 펴준 다음에 힘을 뺍니다.

그런 후 두 손은 가지런히 계란을 쥐듯이 말아 쥐고 무릎에 놓거나 손바닥을 하단전 앞에 놓기도 합니다. 이때 눈은 속눈을 뜨고 겉눈은 감은 상태로 유지하면서 태식 호흡을 자연스럽게 하면 됩니다. 입과 코에 신경 쓰지 말고 원초적인 태식 호흡법을 하는 게 좋습니다.

자연스럽게 아랫배를 내밀고 들어가게 하면 저절로 산소는 들어오고 이산화탄소는 나가게 되어 있습니다. 여기서 아랫배로 할 때 가능하면 깊이 하시길 권합니다. 그래야만 산소의 유입량은 많아지고 이에 비례하여 이산화탄소는 많이 나가게 됩니다. 숨을 들이 쉴 때는 간, 신장이 주관하고, 숨을 내쉴 때는 심장, 폐가 주관합니다.

《태을금화종지》에서 여동빈 선사는 숨이 발뒤꿈치에 도달하게 하라고까지 하였습니다.

수행법은 소리를 내서 하는 사운딩메디테이션sounding medifation과 소리를 내지 않는 사일런트메디테이션silent medifation이 있습니다.

참선이나 단전호흡같이 소리를 내지 않고 하는 것이 사일런트메디테이션에 속하고 주문을 읽으면서 호흡도 같이 하는 수행을 사운딩메디테이션이라고 합니다.

이미 동서양에서의 수행과 음악 세계 등에서는 총체적 연구 결과로 수행 문화의 최고 결정체는 소리라는 것을 증명하였습니다.

식물재배나 젖소와 닭 같은 동물 등을 사육할 때도 좋은 음악 소리를 들려주면 파장이 전달되어 자가 면역세포가 활성화되면서 식물에서 해충에게 해로운 루틴rutin과 가바gabal 성분이 검출되어 농약을 살포한 효과가 나타나고, 젖소들은 건강해져 우유의 생산량이 늘어나고, 닭도 건강하게 알을 더 많이 낳는다는 이야기는 주변에서도 흔히 들었던 것들입니다.

인도 출신으로 하버드대학교 의학박사인 디팍초프라는 20세기 대체의학의 황제라고 불리며, 미국에서 베스트셀러인 《양자치료법》에서 '홈Hum' 이라는 소리는 병 치유에 탁월한 효과를 발휘한다고 밝혔습니다. 홀리스틱 사운드(Holistic Sound : 인간 몸속의 생명을 통일적으로 치유하는 소리)로 '홈'은 인체의 모든 세포를 동시에 진동하게 합니다.

영국의 한 과학자의 연구 결과에 따르면, '시험관에 암세포를 넣어 홈 소리를 쏘아준 결과 암세포는 진동 후에 터져버렸고, 인체의 보통 세포를 시험관에 넣고 홈 소리를 쏘아주었더니 더욱더 건강하게 자랐다고 한다' 라고 하였습니다.

일본에서도 소리와 글자의 파동으로 물의 결정체에 미치는 영향에 대하여 연구 촬영하였는데 한쪽에는 일본 말로 바가야로(ばかやろう:멍청이)라 쓰고 다른 한쪽은 아리가또(ありがとう:고맙습니다)라 쓰고서 하루를 놓아두었습니다. 그리고 영하 20도로 순간 냉각시켜 물의 결정 모양을 관찰했더니 바가야로(ばかやろう:멍청이)라고 쓴 물의 결정은 몹시 파괴되고 혼란스러운 형태로 나타났습니다. 반면 아리가또(ありがとう:고맙습니다)라고 써 붙인 물의 결정은 아름다운 육각형으로 나타났다고 합니다.

🏮 독맥과 임맥 소통

무협지를 보면 무술을 수련하는 사람들은 자기 본인의 무술 능력을 향상시키기 위해 부단한 노력을 기울입니다. 어느 경우에는 그 무술의 능력을 향상시키기 위해서 인간으로서 하지는 말아야 하는 행위까지 서슴없이 하는 경우도 있습니다.

무술의 경지를 높이는 과정 중에 기연機緣이라는 행운이 있어야 합니다. 그것이 무술에 관한 책자든 훌륭한 스승을 만나든, 절대 영역으로 내공을 높이는 방법 중 한 가지라도 있어야 합니다.

그런데 여기서 공통으로 들어가는 부분이 있습니다. 그것은 바로 독맥과 임맥을 소통시켜야만 상승 무공의 경지로 들어갈 수 있다는 것입니다. 왜냐하면 사람의 몸이 그렇게 되어 있기 때문입니다.

이것에 대해서는 앞에서 혈정기신의 작용에서 자세히 설명을 하였으므로 이해를 돕기 위해서는 다시 정독하면 좋을 것 같습니다.

독맥과 임맥의 소통이 원활하게 되어야만 수승화강이 될 수가 있어 무술 수련과 명상 수련의 경지가 더 높은 곳으로 올라갈 수 있는 기본이 되는 것입니다. 만약에 독맥과 임맥이 막혀 있어 수 승화강이 되지 않는다면 무술 수련이나 명상 수련의 높은 단계로 진입하는데 절대적인 한계성에 봉착하게 될 것입니다.

독맥과 임맥을 소통시키는 방법을 선도 수행법에서는 수승화강, 수화기제*, 감리교구란 이름으로 불리고 있으며 수행의 절대적인 목표라 할 수 있습니다.

우리나라와 중국과 일본을 중심으로 하는 동양문명에서 수천 년에 걸쳐 수많은 수행자들이 간절한 소망을 담고 고통과 인내로 독맥과 임맥이 열리는 것을 간절히 염원해 왔습니다.

기라성綺羅星 같은 인류의 스승들과 종교인들이 뼈를 깎는 고통을 참아내며 수승화강을 이루기를 도전해 왔고 지금까지 셀 수 없이 많은 수련법과 각성비법이 등장해 왔으나 오늘날까지 수련을 하여 성공한 자가 천만 명 중에 한두 명뿐이라고 '영보국정정지법'에서 전하고 있습니다.

그만큼 수승화강에 성공하는 확률이 어렵다고 할 수 있습니다.

목 뒷부분 독맥에 '옥침'이란 혈자리에 침을 놓으면 6cm 정도 들어가는데 기혈이 심하게 막힌 분들은 머리 속에서 강한 벼락이 치는 것 같은 느낌을 경험합니다. 이 경우들을 지켜보면서 이것을 본인 스스로 수행 공부를 하여 풀어내기에는 지극히 어렵다는 것을 깨닫게 되었습니다. 그러므로 '영보국정정지법'에서 수행 공부를 성공한 자가 거의 없다고 한 이유를 알게 되었습니다.

하지만 본 기통 명상원에서는 홍지인 싱크로케어와 심공 명상 수련을 같이 함으로써 수승화강이라는 한계점의 벽을 깨고 더 높은 곳으로 들어가는 공부법을 제시하고 있습니다.

---

* 수화기제 : 심신상교(心腎相交)의 다른 이름, 오행(五行)에서 심(心)은 화(火)에, 신(腎)은 수(水)에 소속시켰기 때문에 심신상교를 수화기제라고도 한다.

모든 공부가 진일보進一步하기 위해서는 수승화강이 절대적으로 필요할 수밖에 없습니다. 그러므로 무술 수련자나 명상 수련자들이 심공 명상수련이라는 기연을 만나 공부를 하게 되면 몇 단계를 뛰어넘는 성취를 얻을 수 있을 것이라는 확신이 들 것입니다.

음료수를 먹을 때 사용하는 빨대를 비유해서 설명을 해보겠습니다.

빨대에 물을 채우고 윗부분을 막으면 물이 빠지지 않습니다. 또한 아랫부분을 막아도 물이 빠지지 않습니다. 빨대의 물을 빠지게 하기 위해서 아랫부분부터 시작하여 윗부분까지 차례대로 막혀 있는 것을 소통시켜야만 가능할 것입니다. 인체는 곧은 빨대가 아니라 구불구불하고, 길이도 엄청나게 긴 빨대입니다. 또한 한 가닥이 아니라 수십, 수백 이상으로 이루어져 있습니다.

이렇게 그 수를 다 헤아릴 수도 없는 것이 인체의 신비로움이라고 할 수 있는데, 어느 한두 군데 풀어준다고 해서 인체에서 막혀 있는 곳들이 쉽게 소통될 수가 없는 것은 너무나도 자명한 사실입니다.

본 기통 명상원에서는 홍지인 싱크로케어와 심공 명상수련을 통해 독맥과 임맥의 기혈을 소통시킨 다음에 온몸에 막혀 있는 기혈을 소통시켜 완전한 몸으로 만들고자 하는 것에 목적을 두고 있습니다.

완전한 몸이 되어야만 완전한 정신으로 갈 수 있는 길이 열리고 본인의 본성을 회복하여 사람 몸속에 담겨 있는 세말의 구슬을 꿰어 보석으로 만들어 내는 무궁무진한 자기의 능력을 발휘할 수 있습니다. 이것은 공부하는 자들의 희망이요 꿈입니다. 이 희망과 꿈을 만들어 갈 수 있기를 바랍니다.

⚛ 심공心功 명상과 기혈 소통

기혈氣血을 소통시키기 위해서는 막힌 혈자리들을 풀어줘야 한다는 것은 잘 알고 있을 것입니다. 그런데 막힌 혈자리가 어디에 있는지를 알아야 처방을 내릴 수 있습니다. 그리기 위해서는 막혀 있는 기혈을 찾고 또한 깊이는 어느 정도까지 소통을 시켜야 하는가에 대한 문제에 봉착하게 됩니다. 이것에 대한 해답이 무엇인지 살펴보겠습니다.

옛날의 침술법에서는 자침하는 깊이가 정해져 있는 것을 알 수가 있습니다. 당시 상황을 보면 침 자체의 재질에 대해 연구할 필요가 있습니다. 왜냐하면 그 당시는 과학 기술이 발달하지 못하였습니다.

옛날 침은 마함철馬銜鐵 즉, 오래된 막자갈쇠로 만들었습니다. 그러다 보니 오늘날 사용하고 있는 스테인리스 침에 비하여 탄력성이 현저하게 떨어질 수밖에 없습니다.

스테인리스는 볼펜의 용수철처럼 돌돌 말려 있어도 끊어지지 않는 엄청난 탄력성을 가지고 있습니다. 그러니 아무리 깊게 침을 자입을 하여도 살 속에서 끊어질 염려가 전혀 없습니다.

그러나 옛날 침은 마함철로 만들었기에 이런 탄력성이 현저하게 떨어질 수밖에 없었을 것입니다. 그러므로 침을 깊이 자침하였을 때 휘면서 부러지기가 쉬웠습니다.

침이 살 속에서 부러지면 이것이 파상풍의 원인이 되어서 잘못하면 생명을 잃게 되는 수도 있기에 깊이 삽입하는데 한계가 있을 수밖에 없었습니다. 상황이 이러하기에 과거의 침법에서는 침이 부러지지 않을 정도의 깊이로 설정하였다는 것을 유추하여 생각할 수 있습니다.

이렇게 수천 년간 전해져 내려오면서 오늘날에도 침 시술 시 그 깊이만큼만 침을 놓아야 한다고 무의식 속에 자리 잡고 있는 게 아닌가 하고 조심스럽게 생각해 봅니다.

팔, 다리는 골막*에까지 자침을 하면 뼛속에 있는 독기까지도 제거가 가능하므로 추천을 합니다. 가능하다면 모든 기혈을 소통시키려면 피부에서부터 뼛속까지 독소를 배출시켜야만 제대로 기혈이 소통될 수가 있습니다. 이렇게 소통이 되어야 인체는 수승화강이 될 수 있는 기본 틀을 갖추게 되는 것입니다.

기본적으로 독맥의 혈과 임맥의 혈을 소통시켜야 하는데 이때 우리가 알고 있는 혈뿐만 아니라 이름도 없고 전해지지 않은 혈

---

* 골막 : 뼈를 덮고 있는 섬유성 결합 조직

자리가 수도 없이 많다는 것을 꼭 유념하기 바랍니다.

이것을 일반적으로 아시혈阿是穴이라고도 부르고 있습니다. 이런 혈자리들을 소통시키기 위해서 일반적으로 전해져 내려오는 수행법이 있는데 주로 '의념수행'이라고 합니다.

호흡에 중점을 두고 하단전에 정기를 굳게 뭉치고 그 굳게 뭉친 기운이 기화하여 독맥혈부터 기혈을 순서대로 소통시키는 과정들인데 이 방법으로는 독맥과 임맥의 기혈을 소통시켜 수승화강을 이룬다는 것은 쉬운 일이 아니었습니다.

의념수행은 자연적으로 하는 수련법이기보다는 의식으로 기운을 돌리는 반강제적인 수련법이므로 몸이 준비가 되지도 않았는데 의식적으로 기운을 돌리려고 하다 보면 부작용이 발생할 위험이 높아질 수가 있습니다.

그 부작용으로 기공병, 상기병, 주화입마 등으로 나타나게 되는데 이런 병으로 고생하는 사람들이 의외로 많이 있습니다.

그러면 '심공心功 명상에서는 이것에 대한 해결책을 갖고 있는가?'라고 질문을 할 수가 있습니다. 이것에 대한 대답은 심공心功 명상만으로는 필자도 매우 어렵다고 말합니다. 그러나 홍지인 싱크로케어와 심공心功 명상수련을 같이 병행한다면 부작용 없이 수승화강을 이룰 수 있는 확률은 확실히 높아집니다.

왜냐하면 앞에서도 설명을 하였지만 홍지인 싱크로케어로 막혀 있는 기혈을 소통시키면서 심공 명상수련을 하기 때문에 가능합니다. 특별한 경우를 제외한다면 누구나 가능합니다. 실제로 수행을 해보면 직접 경험할 수 있습니다.

싱크로 된 대체물(홍지인)에 침이 300~500여 개 정도 사용됩니다. 홍지인에서 침이 배에서 등까지 관통되기 때문에 실제로는 이 횟수의 2배 이상이라고 생각해도 무방합니다. 이는 사람의 몸에 기혈이 막힌 곳이 이 정도로 많다는 것입니다.

이렇게 세밀하고 정교하게 케어를 해도 개인마다 서로 다른 신체이고 막힌 기혈의 강약이 다르기 때문에 소통이 되는 시간이 다를 수밖에 없습니다. 그렇기 때문에 홍지인 싱크로케어와 함께 심공 수련을 같이 지속함으로써 인체의 독소 제거와 기혈을 소통시켜 원하는 목표치를 달성할 수가 있는 것입니다.

이러한 수행 방법을 개발해내기까지 필자도 많은 실수를 통하여 오늘날에 이르게 되었습니다.

또한 연구와 연구를 거듭하고 부족함을 보충하여 오늘날에 이르러 체계적으로 정립시킬 수가 있었습니다. 심공心功 수련의 첫 단계는 기통氣通 심공이고 두 번째는 수승화강水昇火降 심공, 세 번째는 심기무心氣舞 심공, 네 번째가 영보국靈寶局 심공입니다.

심공의 '심心' 자는 '마음mind 과 심장heart' 두 가지 의미를 지닙니다.

심장은 오장육부를 조화롭게 다스려서 군주지관이라 부르고, 생명 활동을 유지하는데 기본이 되는 곳입니다. 혈액을 전신으로 보내주는 해부학적인 기능을 넘어서 정신 활동까지 관장하고 있습니다.

공포나 불안감을 느끼면 심장박동이 빨라지며 실제로 심적인 불안 상태에 이르면 심전도에도 이상이 나타난다고 합니다. 마음이 안정되면 심전도도 정상으로 돌아옵니다. 무서움이나 공포를 느끼면 뇌가 있는 머리가 먼저 아프지 않고 가장 먼저 심장에서 그 변화가 일어나게 됩니다. 오장육부를 컨트롤하여 의식적인 마음에 가장 큰 영향을 주는 장기입니다.

사람의 심장은 불완전하므로 오장육부를 통제하는 기능이 불완전하고 이를 심공心功을 통해 보완해주는 역할을 하게 됩니다.

1단계인 기통 심공을 공부하고 2단계, 3단계 공부로 심공心功의 경지를 높여 가다 보면 기존의 수행법과 비교할 수 없을 정도로 현저하게 높아지는 성취를 경험할 수 있을 것입니다.

이에 대한 내용은 뒤편에서 설명하도록 하겠습니다.

🪷 수승화강水昇火降과 두한족열頭寒足熱

벼에서 쌀을 수확하여 밥을 짓는 과정을 보면, 깨끗한 물로 씻은 쌀을 적당한 양의 물과 함께 불로 오랜 시간 쌀을 익히는 과정을 거칩니다. 함께 넣은 물이 쌀알 속에 스며들면서 점점 부풀어 오르고 익게 됩니다.

바로 이 열기 속에서 쌀이 타지 않고 익을 수 있게 되는 것은 바로 충분히 공급해준 물의 작용 때문입니다.

솥 안의 강한 압력과 뜨거운 열기를 견디고 완성될 수 있게 하는 것이 바로 물입니다. 인체 내에선 물에 해당하는 것이 신장이 주관하는 수기水氣라고 할 수 있고, 심장인 화기火氣와 더불어 수화작용이 일어나 생명이 지속되게 합니다. 자연적인 수화水火의 변화작용을 보면 다음과 같이 이동하게 됩니다.

화火는 낮은 데서 높은 데로 이동 ↑
수水는 높은 데서 낮은 데로 이동 ↓

만약에 우리 인체가 위와 같이 자연의 순리대로 화火는 낮은 데서 높은 곳으로 올라가고↑, 수水는 높은 곳에서 낮은 데로 흐르면↓ 우리의 건강은 어떻게 될까요? 심장의 화火의 기운이 위로 올라가면 얼굴은 붉어지고 머리에는 열이 나고 두통으로 고생하고 화병, 상기병, 우울증 뿐만 아니라 여름에는 더위로 고생을 하는 경우가 많습니다.

신장의 수水 기운은 아래로 내려가면 손, 발이 차고 배가 차서 배탈이 자주 생기고 냉병(수족 냉병) 등으로 겨울에는 추위로 고생을 하는 경우가 많습니다.

자연에서 땅에 있는 물은 수증기로 기화되어 하늘로 올라가고 태양의 따뜻한 기운과 만나 구름이 되고 이것이 다시 땅에 비의 이름으로 내려와서 땅 속에 스며들어 뭇 생물들의 생명의 원천이 되고 이런 기의 순환 작용으로 생명활동을 하고 있습니다. 이는 땅에 있는 물이 수증기로 올라가는 것이 수승의 작용이며, 태양의 따뜻한 기운이 땅으로 내려오는 것을 화강이라고 합니다.

이렇듯 자연에서 수승화강이 변화로 돌아가는 것을 알 수 있습니다.

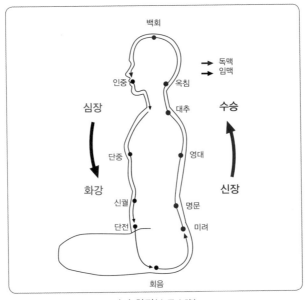

수승화강(水昇火降)

인체도 이와 마찬가지로 수水, 화火의 변화 작용이 순리順理적으로 진행이 된다면 앞에서 얘기한 것처럼 병이 들게 되어 건강을 잃게 되지만 수水, 화火의 변화 작용이 역리逆理적으로 진행되어 수기水氣는 아래에서 위로 올라가고↑ 화기火氣는 위에서 아래로 내려가서↓ 수승화강이 되면 머리는 시원하고 배와 손, 발은 따뜻해지는 두한족열 상태가 되어서 무병장수를 할 수 있는 기본 틀을 갖추게 됩니다.

수승화강水昇火降이란 단어는 물 수水자에 오를 승昇 자, 불 화火자에 내릴 강降자입니다. 즉, 물은 위로 올라가고 불은 아래로 내려가는 것을 말하는 것입니다.

앞의 그림과 같이 회음에서 미려혈 → 명문혈 → 영대혈 → 대추혈 → 옥침혈 → 백회혈 → 인중혈까지가 독맥입니다.

신장의 수水 기운이 회음혈에서부터 독맥을 타고서 위로 올라가는 것을 수승水昇이라 하고, 심장의 화火 기운이 인중혈에서부터 임맥을 타고서 밑으로 내려가는 것을 화강火降이라 합니다. 불이 나면 소방관들이 물로 불을 진압하듯이 인체에도 신장의 수水 기운이 위로 올라가서 심장의 화火 기운을 아래로 내려보내야 머리는 시원해지고 손, 발, 배는 따뜻해져서 건강하게 살아갈 수 있습니다.

이렇게 독맥, 임맥이 수水, 화火의 두 기운으로 순환 반복이 지속해서 진행되면 비로소 인체는 수승화강이 제자리를 잡아서 원활하게 돌아가게 됩니다.

수승화강이 제대로 되면 머리는 수水 기운으로 인하여 시원해지고 집중력이 높아지며 두뇌 회전이 매우 좋아져 정신력이 높아집니다. 그리고 심장 아랫부분은 화ᄉᆞ 기운으로 인하여 따뜻하게 되고 소화가 잘되며 통증이 없어지게 되어 육체적인 건강이 좋아져서 두한족열의 상태가 됩니다.

정확히 얘기하자면 두한족열*은 수승화강의 부산물이라 할 수가 있습니다. 두한족열, 머리는 차고 다리는 따뜻하다는 뜻인데 이는 수승화강 상태가 되면서 나타나는 자연적인 현상입니다. 그러므로 완벽한 두한족열은 수승화강을 통해서 이뤄지게 되는 것입니다.

앞에서 기혈의 흐름은 양陽인 무형의 에너지인 기氣가 음陰인 유형의 혈血을 흐르게 한다고 설명했습니다. 뼛속에도 혈액처럼 흐르는 것이 있는데, 이것을 골수骨髓라고 합니다. 골수는 뼈의 깊은 곳을 채우고 있으며 피가 생성되는 곳입니다. 독맥과 임맥의 기혈을 풀어 수승화강을 이룬다는 것은 척추 안에 있는 깊은 곳에 있던 독기들을 제거하고 굳어 있는 것들을 풀어주는 것입니다.

어머니 뱃속에서 태어날 때부터 선천적으로 굳어 있는 미세한 부위뿐 아니라 세월이 지나면서 뼛속에 막혀 있는 것은 지금까지는 어떠한 것으로도 그곳에 접근할 방법이 없었기에 골수에 있는 병기를 빼낼 수 있는 해결책을 찾기가 어려웠던 것이 오늘날의 현실입니다.

---

* 두한족열을 위한 방법 : 족욕법, 반신욕 등을 권장하고 있는데 건강에는 많은 도움이 될 수 있지만 참된 두한족열에는 많이 미흡합니다.

이렇게 깊은 곳까지의 기혈을 소통시키기 위해서는 물리적으로 직접 접근하는 것이 매우 어려우므로 기운을 동기화시켜서 독기를 제거하는 홍지인 싱크로케어가 필수적이며 동시에 심공 수련을 병행하여 수행을 지속한다면 건강한 육체와 건강한 정신을 만들어가면서 더 높은 경지의 수행자가 될 수 있을 것입니다.

이렇듯 막힌 기혈을 소통시켜서 수련을 하는 심공心功 명상은 상기병, 기공병, 주화입마 같은 부작용이 있을 수 없으며 오히려 기존에 있던 이런 병들을 치유하면서 더욱 높은 상승 수련을 할 수 있도록 합니다.

그러므로 심공 명상수련은 다다익선이란 말이 있듯이 하면 할수록 좋을 수밖에 없습니다.

🏵 주문 수행(기도)

얼마 전 과학기사에서 극한 에너지의 우주선이 북두칠성 근처에서 나온다는 사실이 국제 연구팀에 의해 최초로 밝혀졌습니다.

'극한 에너지의 우주선이 북두칠성에서 온다'
북두칠성 별자리의 손잡이 아래에서 지구 쪽으로 강력한 극한 에너지 입자가 뿜어져 나오고 있다고 합니다. 이 우주선Cosmic rays은 과학자들이 수세기 동안 연구하고 있는 미스터리로 이번 연구를 통해 우주선이 만들어지는 발원지를 발견한 것입니다.

우리나라 과학자를 포함한 125명의 연구원은 미국 남부 유타주의 텔레스코프 어레이$^{Telescope Array}$에 관측소를 세워 5년 동안 연구한 결과 우주선이 오는 핫스팟을 발견했다고 합니다. 우연히 특정 지점으로 관측될 가능성이 1/10000의 일이라고 합니다. 이 국제협력 연구는 '천체물리학 저널 레터$^{Astrophysical Journal Letters}$'에 실렸습니다.

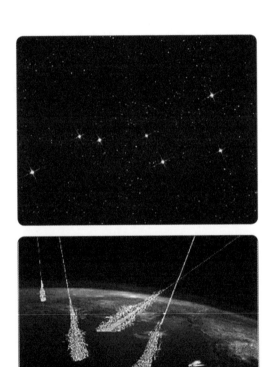

우주선^{Cosmic rays}은 우주에서 지구로 오는 모든 입자로, 대부분 수소 핵의 양성자 또는 무거운 원소의 중심으로 구성되어 있습니다. 이 강력한 입자는 하늘의 여러 지역에서 유입되며 300억 볼트에 달하는 에너지로, 빠른 피치의 야구공에 필적하는 10억 볼트 에너지를 전달하는 고에너지입니다.

1912년 헥스가 처음 발견했으나 어떻게 발생하는지와 전파되는 과정은 100년이 넘게 미스터리로 알려져 있습니다. 과학자인 주이^{Jui}에 따르면, 북쪽 하늘에서의 극한 에너지 분포는 은하 클러스터와 같은 대규모 구조물의 농도와 관련이 있다고 합니다.

이번 연구의 중요성은 이 어마어마하게 큰 에너지를 가지고 있는 극한 에너지가 특정한 지점에서 최초로 발생해서 오고 있다는 것을 알아냈다는 데에 있습니다.

(Big Dipper Hotspot May Help Solve 100-Year-Old Cosmic Ray Mystery By Nola Taylor Redd July 8, 2014)

출처 : www.space.com

고대로부터 우리 민족은 북두칠성을 인간의 생로병사, 길흉화복, 불로장생, 부귀영화를 관장하는 별로 여겨왔습니다. 우리 할머니나 어머니들은 장독대 위에 정안수를 떠 놓고 북두칠성에 소원을 빌어 왔습니다.

이렇게 받아들이고자 하는 대상을 부름으로써 그 기운이 싱크로가 되도록 하는 것이 바로 주문 수행이라고 할 수 있습니다. 북두칠성의 극한 에너지가 우주에서는 매순간 지구로 향해 오고 있으며 이 극한 에너지에 이름을 붙여 부름으로써 이 기운과 파장이 일치해 싱크로 되어 우리에게 전달될 수 있는 것입니다.

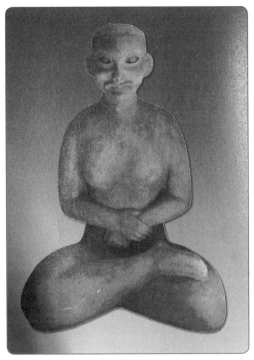

홍산문명 반가부좌한 여신상
출처 : 《환단고기》

우주의 중심으로부터 상상도 할 수 없는 기운이 계속해서 전달되지만 다만 사람이 이를 받아들일 몸과 마음이 되지 않아 그냥 스쳐 지나갈 뿐입니다.

예를 들면 TV를 볼 때 채널 주파수가 맞아야만 그 방송을 볼 수 있는 것과 같은 것입니다.

주문은 한자로 빨 주呪 자, 글월 문文 자로 받아들이고자 하는 기운을 부르면서 우주(천지)의 진액, 엑기스를 빨아들인다는 뜻입니다. 단순히 호흡 수련을 하는 것보다는 주문을 읽으면서 수련을 하게 되면 정신을 집중하는데 수월하며 신체로 우주의 기운이 들어와 입정의 세계로 들어가는데에도 큰 도움을 줍니다. 누구나 쉽게 할 수 있는 주문 하나를 소개합니다.

'지기 금지 원위 대강至氣今至 願爲大降'

지기至氣 = 지극한 기운

금지今至 = 지금 나에게

원위願爲 = 원합니다

대강大降 = 크게 내려 주시기를

'천지의 지극한 기운을 지금 나에게 크게 내려 주시옵소서' 라는 뜻입니다.

지기至氣라는 것을 《우주변화의 원리》의 저자 한동석 선생은 '우주가 태어날 때 아무것도 없는 무극無極의 기운'으로 설명하였습니다.

'적막무짐寂寞無朕하고 지정지무至靜至無 하다'고 얘기하였는데, 지극하고 고요한 무형의 경계인 것입니다. 과학자들은 빅뱅이 일어나기 전 아무것도 없는 '카오스Chaos' 라고도 부릅니다.

바로 이 '지기천지天地의 지극한 기운을 금지今至 - 바로 지금, 대강大降 - 크게 내려 주시기를, 원위願爲 - 원합니다'라고 소원하는 것입니다.

시간과 양, 대상, 원하는 것에 대한 모든 말이 이 짧은 문장에 들어가 있습니다.

이 주문을 읽으면서 수련을 하면 더 많은 것을 경험할 수 있습니다. 굳이 주문 읽기를 싫어하는 분들은 주문을 읽지 않아도 무방합니다.

05 | 심공 명상수련 - 4단계

🧘 심장과 지구는 기울어져 있다

절기節氣란 시절의 기운이란 뜻입니다. 시절에 따라 그 기운이 달라 그때를 표현한 것이 절기의 이름이 되었습니다. 1년을 봄, 여름, 가을, 겨울의 네 계절로 나누고, 각 계절에 6개씩 절기를 나누어 놓아 농사짓는 일에 기준으로 삼았습니다.

즉 1년을 24절기로 나눈 것입니다. 계절에 들어설 때마다 입춘, 입하, 입추, 입동으로 절기를 알리고, 각 절기에 맞춰서 씨를 뿌리고 모내기를 하고 추수를 하고 김장을 했습니다. 그렇게 우리 조상들은 한 해 농사를 절기 기준으로 지혜롭게 해냈습니다.

24절기는 밤과 낮의 길이인 태양 중심으로 만들어졌기 때문에 결국 양력과 일치하게 됩니다. 혹자는 절기가 동양에서 시작하였기에 달月을 중심으로 만들어진 것이 아닌가라고 생각하는데 이는 아닙니다. 태양의 황도상 위치에 따라 계절적 구분을 하기 위해 만든 것으로, 황도에서 춘분점을 기점으로 15° 간격으로 점을 찍어 총 24개의 절기로 나타냅니다. 24절기를 처음 만드신 분이 태호복희씨이고 이것은 16세기 마테오리치(이마두) 신부님이 24절기의 시각과 하루의 시각을 정밀하게 계산하여 만든 역법인 시헌력時憲曆으로 발전시켰습니다.

지구의 축이 황도면에 대해 23.5도 기울어져 있어서 해가 천구상에서 적도에 대해 평행 원으로 돌지 않고 있습니다. 기울어진 지축으로 인해서 겨울이면 해가 낮아지고 여름이면 해가 높아지면서 지구상의 모든 계절과 기후의 변화를 불러옵니다. 봄, 여름, 가을, 겨울의 순차적인 변화는 이 땅에 생명의 기운을 역동적이게 해줍니다.

놀라운 것은 우리 몸 중심에 있는 뜨거운 심장도 척추 중심선을 기준으로 23.5도가 기울어져 있다는 점입니다. 우리 몸에서 가장 역동적인 기관이 바로 심장입니다.

우리 몸에서 어느 하나 중요하지 않은 곳이 없겠지만, 심장이 멈추게 되면 오장과 뇌에 혈액이 공급되지 않아 몇 분 지나지 않아 목숨을 잃게 됩니다. 심장은 군주지화君主之火로써 오장육부를 통괄하고 조화를 유지하도록 하고 있습니다.

심장이 한 나라의 군주와 같이 다른 장기를 거느리면서 우리 몸에서 가장 중요한 역할을 하고 예로부터 신명神明이 있는 곳이라 했습니다.

이것을 '원신과 식신' 편에선 식신識神이라고 설명했으며 사고하고 행동하는 모든 것과 운명의 흐름에 직접 연관되어 있다고 이야기하였습니다.

이렇게 중요한 심장이 지구 자전축과 마찬가지로 왼쪽으로 23.5도 치우쳐져 있습니다. 비대신소, 신대비소, 간대폐소, 폐대간소와 같이 사상적 체질을 나누는 것은 오장의 물리적 크기의 비율이 모두 고르게 이상적인 비율로 타고나지 않고 장기의 크기와 기운이 태어날 때의 우주적 운運에 따라 다르게 태어났기 때문에 심장에서 이를 조화시켜야 합니다.

그러므로 심장은 사상체질로 분류하는데 포함되어 있지가 않습니다. 하지만 똑바로 서 있지 못하고 23.5도 기울어진 현 인류의 심장 기능이 늘 이만큼 부족하게 됩니다. 이 결여된 기능을 채워주고자 하는 것이 바로 심공心功 명상수련입니다.

홍지인 싱크로케어와 심공 명상으로 몸 상태가 수행을 할 수 있는 수승화강 상태가 되면 양손의 조화 권능으로 심장의 역할을 해줄 수 있게 됩니다. 몸쪽으로 타공을 한 번 하면 마치 심장이 피를 압축했다 푸는 것처럼 조화로운 지기地氣가 기氣를 압축했다 푸는 것과 같은 현상이 일어나, 심장이 전신의 혈액을 조절하는 기능을 도와주고, 이 지기地氣는 사람의 몸에서 '회광回光, Circling Light'을 일어나게 합니다.

밝은 빛과 같은 기운이 오행, 오장육부의 혈맥이 막혀서 태과,

불급이 일어나는 혈액의 막혀 있는 둑을 허물고 탁한 기운을 배출하여 기혈이 원활하게 소통될 수 있도록 합니다.

십수 세기 동안 전해져 내려온 도가道家 수행의 비밀 경전인 《태을금화종지太乙金華宗旨》는 중국 당나라대의 신선이신 여동빈 선사께서 저술하셨고 독일의 중국어학자 리하르트 빌헬름이 원문을 번역하였고 심리학자 융이 심층 심리학적 관점에서 해설하였습니다.

《태을금화종지》는 몸속에 있는 '금단金丹'을 깨우고자 하는 가르침을 담은 책'으로, 하늘과 땅, 사람의 구분 너머로 전일全一의 근원 정신의 회복을 목표로 수행하는 방법을 서술하였습니다.

융은 《태을금화종지》 내용 중 심혼心魂의 발달 과정을 다룬 내용이 그가 서양인 환자들을 치료하면서 목격한 심혼의 발달 과정과 매우 비슷하다는 사실을 확인하고 자신이 정립한 '집단 무의식' 개념을 언급합니다. 이를 통해 융은 동양과 서양이라는 인종 문화 의식적 차이를 넘어 인류에게 공통의 정신적 토대가 있음을 발견합니다.

당나라 때 신선으로 알려진 여동빈 선사의 가르침을 기록했다는 이 책은 수련 과정에 나타나는 빛金華, 황금꽃을 중심으로 이론과 방법을 설명하고 있습니다. 금단金丹은 서양 연금술에서 모든 것을 금으로 만들어주고 영생의 약이라고 표현되는 '현자의 돌'과 같고, 이는 수행자의 신체적·정신적 성취를 표현하는 말입니다. 융이 동양의 도교 서적에 관심을 가진 것은 금을 만들어 영생을 취할 수 있는 바로 이 연금술적 상징체계 때문이었습니다.

태을금화종지의 황금꽃, 빛의 회전인 '회광回光. Circling Light'에 의해
생겨나는 금단金丹은 홍지인 싱크로케어와 심공 수련을 병행하여
독맥과 임맥이 열리기 시작하면, 양손에 조화로움이 생기기 시작
합니다.

양손에 지기至氣의 조화가 생기며 정수리의 백회혈과 손바닥의
노궁혈, 발바닥의 용천혈도 열리기 시작합니다.

사람의 발이 땅을 지탱하고 움직이기 위한 것이라면 손은 무엇
인가를 도구로 이용하고 통제하기 위한 것이라고 볼 수 있습니다.
손의 발달은 지능의 발달과 깊은 관련이 있다고 할 만큼 인류 진
화와 역사에서 중요한 역할을 하고 있습니다. 관심이 있는 대상이
나타나면 가장 먼저 손을 뻗게 됩니다.

다른 동물에 비해 인류는 전두엽이 매우 발달하였으며 전두엽
은 고차원적인 사고를 책임지는 부분임과 동시에 과거의 기억과
현재의 감각정보를 결합하는 역할을 하며 손의 감각과 운동능력
을 연결하는 기능도 하고 있습니다. 척추를 세워 직립보행을 하므
로 손과 팔을 자연스럽게 사용할 수 있었습니다.

마찬가지로 수행의 영역에서도 홍지인 싱크로케어와 심공 명
상수련에 의해서 척추의 혈맥이 살아나서 독맥과 임맥이 열리기
시작하면 감리교구坎離交構, 수승화강水昇火降이 일어납니다. 이것은
정수리(백회혈)와 회음부 깊숙한 곳까지 소통이 되기 시작한다는

것이고 동시에 팔과 손에까지 혈맥이 열려 기운이 발현됩니다.

양손에 천지조화의 빛이 생겨나면 자연스럽게 머리 쪽부터 저절로 손이 움직여서 이 빛을 머리의 막힌 혈맥 쪽으로 불어넣기 시작합니다. 일반적으로 전신에 뻗어있는 혈맥의 모양에 따라 동작이 나오게 되는데 혈맥이 막힌 곳이 많으면 동작도 거칠게 나오게 됩니다.

머리 쪽을 강하게 타공하기 시작하고 머리의 혈맥이 열리기 시작하면 머리에서 가슴, 배, 개인에 따라 많이 막혀 있는 곳으로 저절로 손이 가서 타공하는 동작이 나오게 됩니다.

수행의 경지가 높아질수록 부드럽게 회전하는 손동작이 나오게 됩니다. 이런 동작이 나오기 시작하면 몸속에선 '회광回光 Circling Light' 이 일어나 탁한 기운이 저절로 빠져나가게 됩니다.

똑같은 정열로 수련을 하여도 기존의 수련보다 부작용 없이 쉽게 더 높은 경지로 올라갈 수 있다는 장점이 있습니다.

심공心功 명상은 4단계로 구분하고 있습니다.
1단계 – 기통 심공 명상,   2단계 – 수승화강 심공 명상
3단계 –심기무 심공 명상, 4단계 – 영보국 심공 명상

다음은 4단계 심공 명상에 대하여 설명하겠습니다.

⚜ 1단계 : 기통 심공 명상

홍지인 싱크로케어를 받고 나서 독맥과 임맥의 소통을 원활하게 하기 위해 첫 번째로 기통 심공을 전수하게 됩니다.

기통 심공 수련법은 안정된 자세를 잡고서 집중하여 마음을 고르게 하고 양손을 양옆으로 벌린 후부터 시작됩니다. 이때 중요한 것은 양손이 저절로 올라가야만 한다는 것입니다. 절대로 자기의 의식으로 동작을 하지 말고 천지 기운의 흐름에 맡겨야 합니다.

독맥과 임맥이 완전히 열린 숙련자는 생각만으로 양손에 손뭉치처럼 기운이 생겨 자연스럽게 위로 오르지만, 몸을 만들어 나가는 과정에 있는 수행자들은 발공發功이 되기 위해 손을 흔들어 줘야 기운이 맺히기 시작합니다.

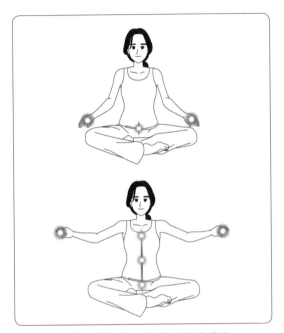

독맥이 열린 만큼 양손에 조화가 생겨
머리 쪽까지 기운이 상승해 발공發功을 할 수 있다

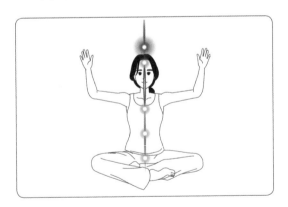

이 동작은 누구나 의식적으로 할 수 있지만, 의식적인 동작으로는 수행의 효과가 나오지 않습니다. 막혀있는 독맥 기혈 부위에서 강하게 손을 흔들어도 양손에 기운이 생기지 않아 올라가지 않는데 나중엔 어깨가 천근만근처럼 느껴지고 아파도 결코 저절로 올라가지 않습니다. 그러나 독맥의 기혈이 소통되면 언제 그랬냐는 듯이 양손에 솜뭉치처럼 천지의 기운이 나오면서 손이 쉽게 올라가는 경이로움을 체험하게 됩니다.

이미 홍지인 싱크로케어로 독맥을 비롯한 전신의 기혈들이 열려 가기 시작하였으므로 기통 심공 수련을 하면 독맥에 해당하는 기혈들이 회음혈 → 미려혈 → 명문혈 → 영대혈 → 옥침혈을 지나쳐 백회혈이 순서대로 소통이 되는데 이때, 양손이 소통된 신체 부위의 위치와 수평이 되면서 저절로 올라가는 신비로움을 경험하게 됩니다.

독맥인 회음에서 백회까지의 연결통로가 형성되면서 양손에 기를 운용할 수 있는 조화의 능력이 생기는 것을 알 수 있습니다. 기존의 다른 수련법은 수행자 스스로 기를 모으거나 집중해서 능력을 깨우는 방법이기 때문에 타고난 소수의 수행자를 제외하고는 수행의 경지를 높이는데 어려움이 있었습니다.

하지만 필자는 심공 명상 수련자들이 스스로 독맥과 임맥을 열어 양손으로 천지조화의 기氣를 운영할 수 있는 토대를 만들어 주고, 수련을 시키기 때문에 기존의 수행법과는 달리 누구나 수승화강을 체험할 가능성을 열어 놓았습니다.

백회혈이 소통되어 머리 위까지 양손이 올라간 뒤에는 양손으로 머리부터 두들기면서 발공發㓛하여 얼굴 부분과 뇌 속에 기운을 불어넣는 타통 수련법으로 이어지는데 이때에도 절대로 자기의 식을 갖지 말고 기의 흐름에 몸을 맡기면서 수련해야 합니다.

여기서 가장 중요한 것은 천지의 기운과 하나가 되어서 그 흐름을 타는 것입니다. 천지의 기운이 자신의 몸과 하나가 되어서 타통하면 막힌 기혈이 풀어지면서 손이 점차로 임맥 아랫부분으로 내려가고 손, 발바닥까지 내려가면서 타통하여 전신의 기혈을 소통하게 되는 것입니다.

다시 한 번 강조하지만 절대로 자기의식으로 수행을 하면 안 됩니다. 천지 기운과 내가 하나가 되어서 해야만 더 높은 상승의 수련을 할 수 있습니다.

단전에 기를 모으고 이 응축된 기운을 고도의 집중력을 통해 꼬리뼈 쪽을 거쳐 독맥의 아래에서 위로 단계별로 뚫으며 소통시키는 기존의 도교 수행법은 굉장히 오랜 수행시간이 필요하며 상당한 집중력과 경험이 필요합니다. 또한 잘못하게 되면 상기병, 기공병, 주화입마 같은 부작용으로 고생하는 경우가 많이 발생합니다.

그리고 기운이 독맥의 기혈이 막혀 있는 곳에서 열독, 냉독, 습독이 존재하고 특히 열독이 전기의 형태로 존재하기 때문에, 독맥이 열리면서 척추를 따라 이동되는 전기적 반응에 따라 몸에서 느껴지는 다양한 체험들을 많이 하게 됩니다. 전기감이 강할 때에는 100볼트 이상의 충격이 올 때도 있습니다.

이 전기가 척추를 따라 위로 올라가는 느낌과 목에서 뇌를 뚫을 때 신비로운 시각적인 경험을 하는 수행자도 있으며 백회가 열릴 때 강한 자극과 함께 열리는 등의 체험들에 의해 자신의 성취를 자부하는 사람도 많이 보았습니다.

그러나 이것은 막혀 있는 독맥 통로에서 독기가 빠져나오며 나타나는 현상이며 강한 반응이 있는 것은 그만큼 독기들이 많이 빠져나가는 현상입니다.

오히려 홍지인 싱크로케어로 독맥과 임맥을 소통시키면 '홍지인' 이라는 경혈모형의 대체물을 이용하기 때문에 강렬한 반응은 적으나 매우 부드럽게 또한 어느 순간에 회음혈(가랑이 사이) 깊숙한 곳에서부터 백회(정수리)까지 열려가면서 독맥혈이 소통이 됩니다.

수련생들 중에 꼬리뼈에서 목뼈까지 뼛속에서 마치 10,000마리의 개미가 돌아다니듯이 간질간질한 느낌이 지속되었으며 수개월 뒤에 심공 명상을 할 때 백회에서 기둥처럼 기운이 오고 가는 것을 체험하였다고 합니다. 이렇듯 뼛속에 있는 깊은 혈자리와 뇌 속까지도 동시에 기혈을 소통시키는 것이 홍지인 싱크로케어와 심공 명상입니다.

🔅 2단계 : 수승화강 심공 명상

홍지인 싱크로케어로 관리하면서 기통 심공 수련을 계속하게 되면 양손이 전신의 막혀 있는 기혈을 소통시키기 위해 타통법 수련으로 진행이 되고, 전신의 기혈이 소통되어 가게 되면서 독맥과 임맥의 혈도가 넓어지고 깊어져 갑니다. 기혈 순환이 제대로 되기 시작하면서 수승화강이 되는 것을 경험하게 됩니다.

단전에 뜨거운 기운이 생기기 시작하고 머리 쪽으로 시원한 기운이 올라가서 두통이 사라지고 기감이 좋은 수행자는 백회(정수리)로 바람처럼 기운이 들어오고 나가는 것도 느낄 수 있습니다. 또한 양 손바닥 한가운데가 뻥 뚫려서 바람이 불듯이 기운이 소통되고 양 발바닥 한가운데(용천혈)도 구멍이 난 듯이 뚫려서 기운이 오가는 현상들이 나타나기 시작합니다(3단계 심기무 심공의 경지가 완성될 정도가 돼야 완전히 열린 것을 체험합니다).

단, 수행자의 정성과 믿음, 수련시간 등의 개인차는 있으며 이는 본인의 노력 여하에 따라서 성취의 맛이 다를 수 있으니 집중해서 잘하면 기대했던 그 이상의 성취를 누구라도 느낄 수 있을 것입니다.

수련은 스승이 꼭 필요합니다. 그리고 스승의 지도하에서 수련하면 스승의 기운도 받을 수 있기에 수련의 질이 더 높아집니다.

※ 2단계 이후의 심공 명상은 체험 위주의 수행이고 개인별 맞춤 교육을 해

야 하기 때문에 본 책에는 간략히 서술합니다. 본 기통 명상원에 내방하여 주기적인 교육을 받아 수행의 단계를 높여 가야 합니다.

⚛ 3단계 : 심기무 심공 명상

수승화강 심공 수련법을 성취하고 홍지인 싱크로케어를 할 수 있는 심법을 전수받는 수련법입니다. 홍지인 싱크로케어를 전수받으면 그때부터 전문 사범이 될 수 있고, 홍지인 싱크로케어를 자신과 타인에게 힐링을 할 수 있게 되면서 자신과 타인의 상태를 판단하여 각 장부의 밸런스를 세밀하게 조절할 수 있게 됩니다.

중국의 태극권은 동작을 익혀서 하고 있는데 심기무 심공은 익히는 동작 자체가 없이 천지 기운과 수행인이 일체가 되어 자연스레 춤을 추는 심기무心氣舞를 구사할 수 있게 되면서 한층 더 향상된 경지를 경험할 수 있습니다.

정역正易의 저자이신 일부一夫 김항 선생(1826~1898년)으로부터 전해지고 있는 영가무도詠歌舞蹈에 대해 간략하게 알아보겠습니다.

영詠이란 '읊을 영'으로 '음-아-어-이-우'의 5음을 길게, 높게, 올리고, 내리고, 꺾고, 굴리면서 읊다가 마음과 몸이 편하고 즐거워지면 노래하듯이 하는 것을 가歌라 하고, 이 영가에 의해 몸의 오행기운이 조화가 됐을 때 천지와 하나가 되어 춤을 추는 것이 무도舞跳라 합니다.

> 음 – 비장에서 나와 입을 다물고 통하는 궁宮소리로 토성土聲
>
> 아 – 폐장에서 나와 입을 토吐하는 상商소리로 금성金聲
>
> 어 – 간에서 나와 잇몸과 입술을 벌리는 각角소리로 목성木聲
>
> 이 – 심장에서 나와 입술을 열어 내는 치徵소리로 화성火聲
>
> 우 – 신장에서 나와 입술을 모으며 내는 우羽소리로 수성水聲

각 소리는 오장에 대응하며, 이 영가詠歌의 발성을 통해 음양오행의 균형이 이루어져 정정靜定으로 들어가기 위한 수행법입니다.

심기무心氣舞 심공과의 차이점은 음양오행 기운의 조화를 이루기 위한 방편으로 영가무도는 소리를 이용한 영가를 이용하는 것이고 심기무는 홍지인 싱크로케어와 심공 명상을 통하여 천지와 자연스럽게 일치한다는 것입니다.

우주의 세 가지 신성인 '생명을 열어주시고, 교화로써 만유를 기르고, 창조의 목적을 성취하는 치화'는 인간의 몸속에 들어와 성명정性命精이 됩니다. 성性은 근원의 마음인 본성本性이고 명命은 생명生命이며, 정精은 몸의 정수精水입니다.

성명정性命精을 몸의 작용으로 구체화하면 심心, 기氣, 신身이 됩니다.

수승화강水昇火降을 이루어 소우주와 대우주가 소통되어 천지의 기운과 일체가 되면, 즉 마음心과 기氣와 신身이 우주와 하나가 되는 단계에 들어서게 되면, 몸이 마음과 기를 저절로 표현할 수가 있게 되는데 이것이 바로 심기무心氣舞의 요체要諦입니다. 또한 자기 자신의 본성을 회복하는 것이 바탕이 되어야 합니다.

🏵 4단계 : 영보국 심공 명상

이 단계는 궁극적인 심공 수련의 마무리 과정이라 할 수 있습니다.

영보국靈寶局은 밖에 있는 것이 아니라 내 몸 안에 있는 것입니다. 수승화강, 감리교구, 수화기제가 되면 그 신령스러운 보물이 나의 것이 됩니다. 이것은 여동빈 선사께서 전한 '태을금화종지'에서 설명이 되었으며 '영보국정정지법靈寶局定靜之法'에서도 자세히 전해주고 있습니다.

또한 단군세기에서 우리 조상님들은 진아眞我는 조물주 일신이 머물고 계시는 곳이라 하였습니다.

영보靈寶란 신령스러운 보배이고, 국局은 그릇이라는 의미로 사람의 몸이 소우주小宇宙로써 우주의 신령함을 담고 있는 그릇이라는 뜻입니다.

바로 우리 몸을 이런 상태로 즉, 영보국정정의 상태로 만들어서 우주가 바라는 진아眞我로 완성되어 가는 것이 영보국 심공의 목표라 할 수 있습니다.

인류가 신인류로 거듭 태어나게 하는 심공 명상수련법은 인류의 보배일 것입니다.

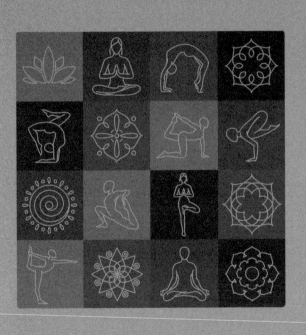

정정

靜定

01 고요함으로 가는 길

식신의 작동이 휴면休眠에 들어가게 됐을 때, 바로 원신이 깨어
납니다. 이는 무아의 경지, 즉 정정靜定의 경지라고도 표현합니다.
원신의 발현은 곧, 인간 본연의 마음인 진아眞我를 발견하게 되는
단계라고 할 수 있습니다.

🌀 무아지경無我之境

선함도 없고 악함도 없는, 즉 내가 없는 과정을 통해 참됨眞으로
들어간다는 말입니다.

수행을 하다 보면 수행에 방해가 되는 여러 가지 생각이 발생하
고 선하고 좋은 생각 또한 모두 잡념으로 작용하게 됩니다. 이런
과정들을 통하여 고요함으로 들어가는데 이것 또한 기혈이 막혀
있어 소통이 안 되기에 발생이 되는 것입니다. 몸에 막혀 있는 기

혈이 소통되면 될수록 잡념들도 사라지게 됩니다. 그러면서 정정靜定의 자리인 고요함으로 들어갈 수 있습니다. 정정의 자리에 들어가지 못하는 것은 바로 소우주라는 사람의 몸이 대우주인 천지와 소통이 되질 않아서 발생이 됩니다.

앞서 소개한 심공心功 명상수련은 양손을 통해 전해지는 조화로운 지기至氣인 천지天地의 지극한 기운을 통해 몸 안에 잠들어 있는 신령스러운 보물을 일깨워 대자연과 내가 하나로 되도록 만들어 주는 수행법입니다.

인위적으로 호흡을 조절하는 것이 아니라 자연스럽게 호흡이 길어지게 됩니다.

> 쇠똥구리라는 곤충이 쇠똥을 동글동글 굴리면 그 알맹이 가운데에서 흰 빛이 생겨나는데, 이것은 신神을 그것에 쏟아 부어서 이루어지는 것으로서 신의 작용에 의한 보람神功이다.
> 이와 같이 쇠똥 알맹이 가운데에서도 새로운 것의 조짐을 낳고 그 껍질을 벗어 버릴 수 있거늘, 나에게 있고 참다운 마음이 쉬고 있는 하늘의 가운데天心라는 곳에다가 신神을 쏟아 붓는다면, 어찌 또 하나의 새로운 몸을 태어나게 하는 일이 불가능하기만 하겠는가?
> – 《태을금화종지》 중에서

쇠똥구리라는 곤충도 쇠똥을 굴리는 과정에 모든 정력을 그것에 쏟아부으면 흰 빛이 생겨난다고 합니다. 하물며 만물의 영장인 인간이야 말해야 무엇하겠습니까.

심공 명상수련에서 1단계인 기통 심공 명상, 2단계인 수승화강 심공 명상, 3단계인 심기무 심공 명상, 4단계인 영보국 심공 명상까지 경지를 높이며 수행을 하다 보면 수련 중에 무아의 경지 즉, 내가 없는 경지에 들어가 막사선 막사악莫思善 莫思惡. 선도 없고 악도 없는 순수한 그 자리에 들어가는 경험을 하게 됩니다.

심공心功을 통해 몸이 열린다면 호흡이 점점 깊어지고, 심장도 안정이 되어서 생각이 사라지는 경계로 들어가게 됩니다.

그리고 단계가 높아질수록 수행의 질과 양도 비례하여 커집니다. 처음에는 몇 분 몇십 분만 할 수 있는 상태에서 몇 시간 수십 시간 그 이상 무아無我의 경지로 들어가 지금껏 경험하지 못했던 신세계에서 신비로움을 마음껏 즐길 수 있습니다.

고요한靜 가운데 천지의 근본 이치로 합일合一되어 형상도 잊어버리고 자기 존재도 잊어버리는 망형망재忘形忘在가 되어 참된 나眞我를 찾아갈 수가 있을 것입니다.

참고문헌

곽박, 청오선사 지음, 신성은 옮김, 《금낭경錦囊經》, 자유문고, 2005

계현수 편저, 이유립(현토) 지음, 《환단고기》, 상생출판, 2012

라이얼 왓슨 지음, 박용길 옮김, 《생명조류 : 무의식의 생물학》, 고려원, 1992

리처드 도킨스 지음, 이한열 옮김, 《만들어진 신》, 김영사, 2017

사마천 지음, 김원중 옮김, 《사기史記 - 편작창공열전扁鵲倉公列傳》, 민음사, 2015

안경전, 행촌 이암 지음, 《환단고기 단군세기》, 상생출판, 2018

여동빈 지음, 《태을금화종지》, 여강출판사, 2015

이성환 외 지음, 《주역의 과학과 도》, 정신세계사, 2002

정용준 지음, 정용훈 감수, 《반갑다 호전반응》, 모아북스, 2016

조용헌 지음, 《조용헌의 사주명리학이야기》, 알에이치코리아, 2014

By Claire Bates, 12 February 2013, the Daily Mail, UK (https://www. dailymail.co.uk/health/article-2277586)

Big Dipper Hotspot May Help Solve 100-Year-Old Cosmic Ray Mystery By Nola Taylor Redd July 8, 2014) 출처: www.space.com

기통의 신비

2021년 9월 15일 제1판 1쇄 발행

지은이 / 김영진
펴낸이 / 강선희
펴낸곳 / 가림출판사

등록 / 1992. 10. 6. 제 4-191호
주소 / 서울시 광진구 영화사로 83-1 영진빌딩 5층
대표전화 / 02)458-6451 팩스 / 02)458-6450
홈페이지 / www.galim.co.kr
이메일 / galim@galim.co.kr

값 17,000원

ⓒ 김영진, 2021

ISBN 978-89-7895-427-3-13510